Ketogene Ernährung

Einführung in die Keto Ernährung und Keto Diät

Katharina Stehr

Impressum:

1. Auflage

Kontakt: Peter Neumann/Tenschertstraße 24-5-11/1230 Wien

INHALT

EINLEITUNG..8

Was ist Ketogene Ernährung denn genau?........................11

Die Keto-Diät oder auch Ketogene Ernährung zum Abnehmen..13

Ihre Einkaufliste zum Start der ketogenen Diät................26

Rezepte zur Keto-Diät...28

FRÜHSTÜCK:..28

Gefülltes Käse-Omelett für 2 Personen.........................28

Pancakes 2 Portionen..30

Spiegeleier mit Bacon im Zucchini Nest für 2 Personen 32

Ketonisches Wolkenbrot - einfach himmlisch!.............33

Keto Kaffee oder Chai Tee 35

MITTAGESSEN 36

Lachs im Bacon-Mantel an Gemüsepfanne..................36

Lachsfilet mit Rahmspinat...37

Rinderfilet an Rosenkohl..38

Gebratene Nudeln mit Schweinebauch und Spiegelei . 39

Mediterrane Spaghetti mit Spinat..................................41

DESSERT oder ZWISCHENMAHLZEIT 42

Konjak-Milchreis mit Beeren 42

ABENDESSEN 44

Käsesuppe mit Brokkoli 44

Eiersalat 45

Gebratener Zander mit Kohlrabi 46

Pizza (ohne Kohlenhydrate!) 47

KETO UNTERWEGS 48

Keto-Buletten 48

Weitere Snacks für unterwegs: KETO TO GO 49

Von Glukose zu Ketose 51

Ketogene Ernährung für Sportler 53

Ernährungsplan für 3 Tage 59

Tag 1 60

Tag 2 62

Tag3 63

Ketogene Ernährung als Therapie-Form bei Krankheiten wie Krebs, Diabetes, Epilepsie u.v.m. 65

Ketogene Ernährung bei Krebs? 65

Ketogene Ernährung bei frühkindlicher Epilepsie? 69

Ketogene Ernährung bei Diabetes? 74

Ketogene Ernährung bei Multipler Sklerose 77

Gesunder Geist dank ketogener Lebensform 85

Vor- und Nachteile der ketogenen Ernährung 89

Schlusswort 91

Haftungsausschluss 93

Urheberrecht 94

EINLEITUNG

Low Carb, Clean Eating, Paleo, Intervallfasten, vegan oder vegetarisch, basisch oder metabolisch .... Die Liste der neuen Ernährungstrends der Zukunft könnte an dieser Stelle noch beliebig lang fortgesetzt werden. Gesundheit boomt – was ja an und für sich nicht schlecht ist. Wie aber findet man sich in dem Dschungel all der angebotenen Ernährungs-Trends zurecht? Wie entscheiden Sie, was für Sie das Richtige ist?
Rohkost wird wieder sexy, fleischlos und alkoholfrei macht uns zu glücklicheren – weil gesunderen - Menschen und an der asiatischen Küche kommt man scheinbar ebenfalls nicht mehr vorbei – das ist es, was man uns in den Medien vorgaukelt und fast jeder hat schon einmal die ein oder andere Methode ausprobiert, um schlanker, fitter oder gesünder zu leben. Davon profitieren in erster Linie ganze Industriezweige, der Lebensmittelhandel und nicht zuletzt die gigantische Pharmaindustrie.
Glücklicherweise ist der Trend, sich gesund zu ernähren, nicht nur ein vorübergehender Hype sondern scheint tatsächlich in den Köpfen angekommen zu sein. Nun ist

„Ernährung" so individuell, wie der Lebensstil, den ein jeder für sich gewählt hat. Wer immer gerne Fleisch gegessen hat, wird sich schwer damit tun, ab heute darauf zu verzichten. Und wer den ganzen Tag arbeitet, der wird nur mühselig seinen Tagesplan auf die erlaubten Mahlzeiten anpassen können. Ein Mensch, der sehr spät schlafen geht, wird nur mit großem Hungergefühl schlafen, wenn er schon am frühen Abend seine letzte Mahlzeit zu sich genommen hat und die Mutter, die für ihre Familie laufend nahrhaft kocht, wird schnell einen Rückfall bei ihrer Diät erleben und der unerwünschte und vielzitierte Jojo-Effekt stellt sich ein.
Um merkbare und dauerhafte Ergebnisse zu erzielen, müssen wir unsere langjährig eingespielten Ernährungsgewohnheiten möglicherweise einmal grundlegend überdenken.
Wer sich intensiv mit der Suche nach einer nachhaltig wirksamen Ernährungsform beschäftigt, wird irgendwann zwangsläufig auch auf den Begriff der KETOGENEN ERNÄHRUNG stoßen. Was das ist, für wen sie sich eignet und wie sie funktioniert – ob als Diät oder auch langfristige Ernährungsform – das soll in diesem Ratgeber einmal ausführlich beleuchtet werden.
Vorweg soll angemerkt werden, dass sich die ketogene Ernährung nicht für jeden eignet und auch nicht von heute auf morgen einfach mal gestartet werden kann. Ketogene Ernährung ist keine Diät für ein paar Tage sondern eine vollständige und langfristige Umstellung unserer Ernährung und es wird empfohlen, sich tatsächlich ausführlich mit den Besonderheiten, den Auswirkungen auf Körper und Geist, den gesundheitlichen Aspekten und den verschiedenen Lebensmitteln der ketogenen Ernährung zu beschäftigen, bevor man sich für diese Ernährungsform entscheidet.
KETO nimmt gerade so richtig Fahrt auf…Nicht zuletzt durch die Bekanntmachung des Konzepts (und der dazugehörigen Nahrungsergänzungsmittel) durch Funk

und Fernsehen, aggressive Werbungen wie „6 kg abnehmen in 2 Wochen“ oder „testen Sie 30 Tage Ketose gratis“ verfälschen den Sinn und Zweck der ketogenen Stoffwechsel-Therapie. Eine Handy-App, die anhand von Körpergröße, Gewicht und liebgewonnen Essensgewohnheiten innerhalb von Sekunden Ihren persönlichen Keto-Plan errechnet, kann nicht zielführend sein. Es gibt soviel mehr, was wir über Keto wissen sollten, bevor wir uns bewusst entscheiden, uns diesem Ernährungsprinzip anzunähern.

Man sollte außerdem tatsächlich genau reflektieren, ob man KETO zum Abnehmen, als Therapie oder als gesunde Ernährungsform für sich wählt. Anhand der Aufschlüsselung in diesem Ratgeber und der Rezeptzusammenstellung wird klar, dass das einen Unterschied im Ernährungsplan macht. Beispielsweise ist Milch im Diät-Programm nicht vorgesehen, während Sie bei den Rezepten für eine Therapie oder eine Langzeit-Umstellung auch Milch und Milchprodukte verwenden können.

Aber nun genug der vielen Worte – lassen Sie sich einfach mal ein auf das „Abenteuer“ KETO….

WAS IST KETOGENE ERNÄHRUNG DENN GENAU?

In den vergangenen Jahrzehnten standen uns für unsere Ernährung als Hauptenergielieferant Kohlenhydrate in ausreichender Form zur Verfügung. Und wir haben sie mehr als ausreichend, ja, mehr als uns guttut, verwendet. Die Folgen sind u.a. physikalischer Natur, wie Übergewichtig bis hin zur krankhaften Adipositas, Diabetes, Leistungsabfall - aber auch psychische Leistungseinschränkungen des Gehirns und verschiedene Stoffwechselerkrankungen.
Die ketogene Ernährungsform ist eine extrem kohlenhydratlimitierte und fettreiche Ernährung, die zunächst in den 1920ern zur Behandlung von frühkindlicher Epilepsie, aber auch zur Bekämpfung unterschiedlicher Krebsformen eingesetzt wurde. Hierzu später mehr. Betrachten wir an dieser Stelle einmal genauer, was die ketogene Ernährung letztendlich für Sie individuell tun kann. (LCHF = low carb high fat)
Durch die Reduktion der Kohlenhydrate, die im Körper notwendig sind für die Herstellung von Glucose – und die gleichzeitige Zuführung von sehr fettreicher Nahrung – bildet der Körper aus Fettsäuren sogenannte Ketone.
Ketone sind nicht nur pure Energie für das Gehirn! Ein effizienter Brennstoff im Körper, der die Verbrennung fördert, ohne dass schädliche freie Radikale gebildet werden. Den Zustand dieser Verstoffwechselung nennt man KETOSE.
Das bedeutet in kurzen Worten, dass der Stoffwechsel, der ja, wie wir wissen, im Normalfall Kohlenhydrate braucht, um Glucose zu bilden (die wiederum vom Gehirn benötigt

wird) nun durch die Verbrennung von Fett und Proteinen übernommen wird. Durch einen komplizierten chemischen Vorgang können auch diese beiden Energielieferanten im Körper Glucose bilden. Glucose ist letztendlich ja nichts anderes, als die reinste Form von Kohlenhydraten, die für die Gehirntätigkeit notwendig ist. Ob Sie nun einen Zustand der Ketose erreichen möchten, um abzunehmen, Ihre Gehirnleistung zu steigern oder als Sportler die Leistungsfähigkeit Ihres Körpers erhöhen möchten – in den nachstehenden Kapiteln wird individuell und differenziert auf die Vor – und Nachteile der ketonischen Ernährung eingegangen und Sie werden sehen, es ist nicht so kompliziert, wie es sich zunächst einmal anhört aber es ist auch nicht die schnelle und effektive Abnehm- Methode, die uns gerne in den Medien propagiert wird.

DIE KETO-DIÄT ODER AUCH KETOGENE ERNÄHRUNG ZUM ABNEHMEN

Zunächst hört sich das Konzept sehr widersprüchlich an: Körperfett verbrennen durch die Aufnahme von viel gesundem und hochwertigem Fett…

Das Endziel einer konsequent durchgeführten Keto-Diät besteht nun darin, Ihren Körper in den Fettstoffwechselzustand (*Ketose*) zu bekommen.

Während bei einer *normalen* Ernährung Glucose als Hauptenergielieferant verwendet wird, landen die überschüssigen Fette auf den Hüften und überall dort, wo wir sie am wenigsten gebrauchen können. Bei der Keto-Diät hingegen werden diese Fette nun aber benötigt und verbrannt, weil dem Körper 50 g Kohlenhydrate (bei einem Erwachsenen) zugeführt werden. (Erstrebenswert sind 20 g/Tag)

Die so gebildeten Keton-Körper werden vom Gehirn und von der Muskulatur als primärer Energielieferant genutzt – so ist auch bei einer Keto-Diät kein Muskelabbau zu befürchten. Lediglich das Fett schmilzt, da der Organismus naturgemäß zuerst auf die körpereigenen Fette zurückgreift.

Ich möchte an dieser Stelle darauf hinweisen, dass es durch die radikale Umstellung von sehr kohlenhydratreicher Ernährung auf eine extrem kohlenhydratlimitierte Ernährung in den ersten Tagen zu Kopfschmerzen, Leistungsabfall und Konzentrationsschwächen kommen kann – diese Begleiterscheinungen, die in ihrer Form auch

schon einmal einer beginnenden Grippe ähneln (Keto-Flu) verschwinden aber schnell, nachdem sich Ihr Körper an die kohlenhydratarme Ernährung gewöhnt hat. Den Beginn einer Keto-Diät sollte man, wenn das irgendwie möglich ist, somit bestenfalls auf ein paar freie Tage oder ein langes Wochenende legen. Nach ein paar Tagen wird – bedingt durch den Zustand der Ketose – auch das Hungerhormon Ghrelin unterdrückt, Sie haben weniger Hunger, nehmen weniger Nahrung zu sich und Abnehmen fällt Ihnen nun viel leichter. Außerdem werden Sie sich schon jetzt wesentlich energiegeladener fühlen und merken, wie gut Ihnen der Zustand der Ketose nun tut!
Für eine komplexe Keto-Diät erhöhen Sie den Anteil an Kalorien aus gesunden Fetten (beispielsweise ungesättigte Omega 3 Fettsäuren). Anders als bei anderen Diäten sollten Sie Obst – wegen seines hohen Fruchtzuckergehaltes – fast komplett von Ihrer Nahrungsmittelliste streichen. Kokosnuss, Avocado oder mal eine kleine Handvoll Beeren sind allerdings erlaubt. Eine Lebensmitteltabelle mit kohlenhydratfreien Lebensmitteln finden Sie im Anhang.
Essen Sie intuitiv! Das bedeutet, essen Sie tatsächlich nur, wenn Sie Hunger haben und auch nur so viel, bis Sie satt sind. Lassen Sie sich dabei nicht von der Tageszeit beeinflussen (Frühstückszeit, Mittag, Abend) oder von sozialem Druck (Essen gehen mit Freunden/ Kollegen/ Arbeitgeber) sondern allein von Ihrem Bauchgefühl. Kalorien brauchen Sie nicht mehr zu beachten – die ketogene Diät hat den positiven Nebeneffekt, dass sich schnell ein gesundes Hunger – und Sättigungsgefühl einstellt, dem Sie dann auch tatsächlich intuitiv folgen sollten.

Trinken Sie 2-3 Liter Wasser und fettverbrennende Tees pro Tag.
Nehmen Sie hauptsächlich natürliche Lebensmittel zu sich (Eier, Fisch, Fleisch und Gemüse, die über der Erde

wachsen = nichtstärkehaltige Gemüse)
Als Snack für Zwischendurch eignen sich Nüsse oder Avocados.
Nehmen Sie fermentierte Lebensmittel in die Liste Ihrer Nahrungsmittel auf. (Sauerkraut, Kimchi, Kefir, Joghurt, Miso-Paste) Fermentierte Lebensmittel regen das natürliche Wachstum von gesunden Bakterien an, die notwendig sind, um die Darmflora in Balance zu halten.

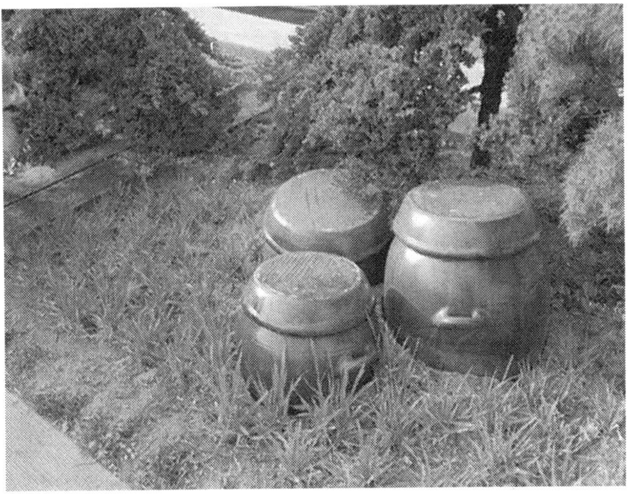

Fermentieren von Lebensmitteln ist leider etwas aus der Mode gekommen - dabei wirken sich fermentierte Lebensmittel so positiv auf Magen und Darm aus.

Kimchi selber machen:

Kimchi ist ein fermentiertes Gemüse und gehört in der asiatischen Küche zu jedem Gericht. Ähnlich wie Sauerkraut wird es mit Milchsäure vergoren. Für Kimchi eignet sich fast jedes Gemüse – aber auch verschiedene Pilzsorten. Meistens nimmt man aber Chinakohl für ein traditionelles Kimchi. Für ein klassisches Kimchi benötigt man:
Einen Chinakohl, 2-3 EL Salz, 4 Frühlingszwiebeln, Stück Ingwerwurzel ca. 3-4 cm, 4 Knoblauchzehen, 1 Nori-Algenblatt, eine Möhre, 1 EL Chiliflocken, 2 TL Paprikapulver, ½ EL Agavendicksaft, 2 Lorbeerblätter, 3 Wachholderbeeren, ein paar Einmachgläser oder Schraubgläser.
Den Kohl zerteilen, den Strunk entfernen und alles in 2-3 cm Stückchen schneiden. Mit dem Salz in eine Schüssel geben und mit Wasser bedecken. Das Ganze sollte nun 2-3 Stunden einweichen. Das Salz entzieht dem Kohl viel Flüssigkeit, er „schrumpft". Nehmen Sie den Kohl nun aus der Salzlake und waschen ihn gründlich ab. Von dem Salzwasser benötigen Sie später noch etwas. Die Frühlingszwiebeln werden nun in feine Ringe geschnitten, die Möhre und der Ingwer fein gehobelt, der Knoblauch gehackt und das Nori-Blatt in feine Stücke geschnitten. Kneten Sie die Gewürze gründlich in das Gemüse und den Kohl. Drücken Sie den Kohl nun fest in ein sauberes Glas. Es dürfen keine Luftkammern entstehen. Alles muss mit etwas Wasser bedeckt sein. Hier können Sie nun die übrige Salzlake verwenden. Schließen Sie das Glas nicht fest zu! Die entstehenden Gase müssen entweichen können, während das Glas für mindestens 2 Tage bei Raumtemperatur stehen bleibt und fermentiert. Danach sollten Sie den Deckel feste zuschrauben und das Kimchi im Kühlschrank aufbewahren. Die Fermentierung wird gestoppt du das Kimchi hält sich für mehrere Wochen.

Verwenden Sie zum Kochen und Braten zukünftig ruhig reichlich gute, gesättigte Fette, wie Butter, Butterschmalz,

Kokosöl, Palmöl und Schweineschmalz und für die Salate Olivenöl, Avocadoöl, Leinsamen – oder Sesamöl und Nussöle.
Vermeiden sollten Sie dafür alle weiterverarbeiteten Pflanzenöle, wie Sojaöl, Traubenkernöl, Maiskeimöle oder Rapsöl und natürlich Margarine.
Milchprodukte dürfen Sie in der Vollfettform zu sich nehmen, allerdings sollten Sie bei einer KETO-Diät Milch vermeiden oder reduzieren, da sie zu viele Kohlenhydrate enthält.
Hier finden Sie eine aussagekräftige Liste der ketogenen Lebensmittel und auch der, die Sie von Ihrem Speiseplan möglichst verbannen sollten:

Sehr gut	**Reduzieren**	**Niemals!**
Fleisch außer weiterverarbeitete Fleischwaren	Butternutkürbis	Brot
Speck/Bacon ohne Nitrate	Karotten	Cracker
Trockenfleisch beef jerks	Süßkartoffeln	Hülsenfrüchte
Wurst ohne Zuckerzusätze	Cashewkerne	Kartoffeln
Würstchen außer Wiener	Obst neben Beeren	Popcorn
Eier	Soja-Soße	Haferbrei

Beeren	Honig	Reis
Nüsse außer Cashews und Erdnüsse	Schokolade mind.70% Kakao	Nudeln
Fisch/Meeresfrüchte	Trockener Rot-/Weißwein	Erdnüsse
Gemüse alle, die **über** der Erde wachsen	Schaumwein/Sekt	Wiener Würstchen
Milchprodukte Vollfett	Champagner	Fleischwaren
Tee ohne Milch	Tequila	Süßes und Süßmittel außer 1 TL Honig pro Tag
Kaffee ohne Milch, aber mit Sahne, Kokosöl oder Butter	Wodka	Alle süßen Getränke und kohlensäurehaltige Limonaden
Sprudelwasser	Whiskey	Alle Vollkornprodukte
Stilles Wasser		Alle Sojaprodukte außer etwas Sojasauce zum Abschmecken

Körner/Samen Chia, Leinsamen, Kürbiskerne, Sesamkörner, Sonnenblumenkerne		Bier, Cocktails, süße Shots
Fette, Öle, Mayonnaise		Margarine und weiterverarbeitet Fette
Mehl Mandelmehl, Nussmehl, Kokosmehl		Rapsöl
		Sonnenblumenöl
		Sesamöl
		Sojaöl

Diese Liste erhebt natürlich keinen Anspruch auf Vollständigkeit, sie gibt Ihnen aber konkrete Hinweise auf das, was weiterhin verwendet werden sollte und was möglichst vom Speiseplan für die nächste Zeit verschwinden sollte.

Eine ketogene Faustformel, mit der Sie die Balance Ihrer Nahrungsmittel bei einer Keto-Diät überprüfen können, lautet also:

75 % Fett, 20 % Proteine und nur noch 5% Kohlenhydrate

Für den Fall, dass Sie die ketogene Ernährung hauptsächlich zur Gewichtsreduzierung für sich anwenden möchten(= Keto-Diät), verzichten Sie vorübergehend besser auch auf die Milchprodukte oder reduzieren diese auf ein Mindestmaß, auch Nüsse und Beeren sollten in diesem Fall drastisch reduziert werden, zumindest bis sich eine deutliche Gewichtabnahme einstellt, oder Sie sogar Ihr Wunschgewicht erreicht haben. Ernähren Sie sich bis dahin fett- und proteinreich, also völlig ketogen, und der Erfolg wird nicht lange auf sich warten lassen.
Anhand eines 3-Tagesplans werden Sie schnell feststellen, dass es immer noch ausreichend Lebensmittel gibt, die auf jeden Fall sättigend und nahrhaft sind.

Die ersten 3 Tage Ihrer Keto-Diät könnten demnach beispielsweise wie folgt aussehen:

Keto-Diät 3 Tage	Tag 1	Tag 2	Tag 3
Frühstück	Eiweißbrot mit Rührei	Schinken-Käse Omelett	Spiegelei mit gestifteltem Käse
Mittagessen	Hähnchenbrustfilet mit Sojasauce	Hackbraten mit Sahnesoße	Schweineschnitzel mit Käse überbacken
Abendessen	Tofu frittiert in Käse-Sahne Soße	Tofuwürstchen im Speckmantel	Frikadelle mit Mayonnaise

Sie werden schnell feststellen, dass sich der Appetit und das Hungergefühl schon nach wenigen Tagen verändern. Der Heißhunger bleibt aus, und Sie werden häufig gar nicht an Essen denken. Nach 24 bis 72 Stunden tritt der Zustand der Ketose ein. Das ist von Mensch zu Mensch unterschiedlich. Was passiert also jetzt im Körper? Da der Körper nun nicht mehr mit ausreichend Kohlenhydraten versorgt ist (>40/Tag) und alle Glukosevorräte aufgebraucht sind, muss er sich zur Energiegewinnung an den lästigen und unliebsamen Fettzellen bedienen. Nach wenigen Tagen werden erste Erfolge auch auf der Waage sichtbar. Nun heißt es „DRANBLEIBEN“

Ganz wichtig:

Die Keto-Diät besteht zum Großteil aus Proteinen und Fetten, was bedeutet, dass Vitamine ein wenig zu kurz kommen. Während der Keto-Diät sollten Sie also statt Obst auf jeden Fall mit **Vitamin-Tabletten** zusätzlich versorgt sein, ansonsten droht akuter Vitaminmangel. Eine langfristige ketogene Ernährungsumstellung braucht zwingenderweise Gemüse, Kräuter und Gewürze.

Über kohlenhydratarme Gemüse wie Kohl und Brokkoli müssen dem Körper Vitamine und notwendige Mineralstoffe zugeführt werden. Kräuter und Gewürze versorgen den Organismus mit sekundären Pflanzenstoffen und machen das Essen schmackhafter.
Nicht nur die Vitamine kommen bei der ketogenen Ernährung unter Umständen etwas kurz - eine weitere unangenehme Nebenerscheinung ist der Mundgeruch, der sich nach wenigen Tagen bemerkbar macht. Der Atem riecht nach Aceton, was dem Umstand geschuldet ist, dass die Giftstoffe, die jetzt nach und nach Ihren Körper verlassen, auch ausgeatmet werden. Also kein Grund zur Beunruhigung! Im Gegenteil – Sie merken, dass der Entgiftungsprozess auf Hochtouren läuft. Mundwasser und Kaugummi helfen nicht wirklich effektiv, da müssen Sie nun durch…Aber nach einer kurzen Zeit wird auch dieser Nebeneffekt verschwinden.
Viele Diäten und Abnehm-Programme versprechen eine kurzfristige schnelle Gewichtsreduktion. Lassen Sie es lieber langsam angehen! Bei herkömmlichen Diäten ist es – auch das hat uns ja die Erfahrung schon einige Male gezeigt - zum großen Teil Wasser, das wir verlieren und das sich dann so motivierend auf der Waage bemerkbar macht. Außerdem verlieren wir bei einer niedrig-kalorischen Diät auch schnell an Muskelmasse – und genau

das wollen wir ja eigentlich vermeiden.
Wichtig ist, dass Sie nach erfolgreicher Keto-Diät nicht zurück in Ihr früheres Ernährungsmuster fallen sondern darauf achten, sich weiterhin proteinreich zu ernähren und so wenig Kohlenhydrate wie möglich zu sich zu nehmen. Unsere hartnäckigen Fettreserven jedoch werden kaum angegangen und das ist der Grund, warum sich nach einer „konventionellen“ Diät der unerwünschte Jo-Jo-Effekt so schnell einstellt. All das kann nun mit der ketogenen Ernährung ausgeschlossen werden.
An dieser Stelle soll aber nicht unerwähnt bleiben, dass sich das ketogene Ernährungskonzept nicht für jeden eignet! Viel Fett – viel Eiweiß – Menschen mit einem hohen Cholesterinspiegel sollten logischerweise die Finger davon lassen! Auch für Menschen mit einer Vorerkrankung der Niere oder einer Leberschädigung eignet sich diese Form der Diät nicht zum Abnehmen.
Wie immer, wenn etwas als sehr erfolgsversprechend gilt, wurde auch schnell die Industrie hellhörig und so wundert es nicht, dass blitzschnell zweifelhafte Produkte auf dem Markt erschienen, die die Ketose unterstützen und sogar viel schneller herbeiführen sollen, als eine – zugegebenermaßen – etwas langfristige Nahrungsumstellung.
So wurden verschiedene Präparate entwickelt, die eines gemeinsam hatten: Das mächtige Fettverbrennungsketon Beta-Hydroxybutyrat, kurz BHB genannt. Durch seine – durchaus effektive – Wirkung und ein riesiges multimediales Werbekonzept - war das BHB schnell in aller Munde. Es wird bei Einnahme schnell vom Blut aufgenommen und überwindet dort die streng regulierte Blut-Hirnschranke, womit es für sofort einsetzende Fettverbrennung bzw. Energiegewinnung im Körper sorgen kann.
Das bedeutet, die Ketose setzt schon nach 1-2 Tagen ein, während sie bei der natürlichen Nahrungsumstellung erst nach einer guten Woche oder später einsetzt. Das macht

das Produkt natürlich beliebt, bekannt und nicht zuletzt teuer. Nahrungsexperten und ausgewiesene Diabetologen warnen allerdings eindringlich – und nicht grundlos.
Zum einen wird nicht auf die Nebenwirkungen und die Wirkungsweise des zweifelhaften Nahrungsergänzungsmittels hingewiesen - im Gegenteil – es entsteht der Eindruck, dass es keine Neben – oder Wechselwirkungen gibt.
Zum anderen wurde in zahlreichen medizinischen Untersuchen keine signifikante Gewichtsreduktion festgestellt – wohl aber Nebenwirkungen wie anhaltende Müdigkeit, Schlaflosigkeit, Mattigkeit.

Der befragte Diabetologe Dr. Bernhard Michelsen sieht das so:

„ Jeder, der abnehmen möchte sollte wissen, dass es keine Wunderpillen dafür gibt. Diese sogenannten Keto-Burner sind nicht nur effektlos und unverhältnismäßig teuer, ich halte sie auch für gesundheitsschädigend und finde es absolut fahrlässig, dass sie auf dem freien Markt verkauft werden. Die Risiken, die mit der Einnahme dieser Kapseln einhergehen, sind noch gar nicht ausreichend erforscht. So ist es beispielsweise naheliegend, dass durch den raschen Fettabbau selbst beim gesunden Menschen irreparable Leberschäden entstehen können. Nun stellen Sie sich aber einen Menschen vor, dessen Leber eventuell schon vorgeschädigt ist – aber vielleicht noch nicht diagnostiziert wurde. Eine Fettleber beispielsweise bemerkt man ja nicht immer. Und dieser Mensch beginnt eine Einnahme von Fettverbrennungsketonen – ohne ärztliche Aufsicht! Ich kann nur ganz dringend davon abraten! … Da die „Kur“ nur über einen bestimmten, stark eingegrenzten Zeitraum verläuft, ist außerdem doch der ungeliebte JoJo-Effekt schon vorprogrammiert“

Schon kurze Zeit, nachdem das Produkt mit viel medialem Interesse auf dem Markt war, wurde zudem nachgewiesen, dass mit unlauteren Methoden und gefälschten

Erfahrungsberichten gearbeitet wurde – da stellt sich die Frage nach dem Warum? Sollte das Produkt tatsächlich so effektiv sein, wie uns glauben gemacht wurde, müsste es ja zwischenzeitlich auch „echte“ positive Erfahrungsberichte geben, nach denen allerdings sucht man aktuell im Netz vergeblich.
Grundsätzlich aber kann eine nachhaltige Nahrungsumstellung bzw. eine Keton-Diät für den Körper ein gesunder Fitmacher sein. Daher sollte man diesen Ratgeber ausführlich lesen und sich mit der Wirkung von Ketonkörpern und dem eigenen Stoffwechsel differenziert auseinander setzen und sich dann für eine vernünftige Durchführung der ketonischen Nahrungsumstellung entscheiden. Hierzu nun einige Rezepte!

IHRE EINKAUFLISTE ZUM START DER KETOGENEN DIÄT

Fisch:
Aal, Sardinen,Makrele,Hering,Lachs, Garnelen, Austern,Jakobsmuscheln

Fleisch:
Rind-und Schweinefleisch, Huhn, Pute (möglichst in Bio-Qualität)

Eier (Bio, Freiland)

Milchprodukte:
ungesüßter Joghurt, Rahm, Sahne, Butter

Kokos -und Olivenöl

Avocados
jede Menge!

Käse:
Frischkäse, Brie, Parmesan, Cheddar, Ziegenkäse

Frische oder TK-Beeren:
Heidelbeeren, Himbeeren, Brombeeren

Nüsse:
Macadamia, Pekanüsse, Mandeln, Pistazien
Kerne & Samen:
Sonnenblumenkerne, Chiasamen, Kürbiskerne

Mandelbutter/Erdnussbutter (ungesüßt)

Frisches oder TK-Gemüse:
Blumenkohl, Pilze, Brokkoli, Paprika, Zucchini, Zwiebeln, Tomaten

Kräuter und Gewürze

Tee
Grüntee = Fatbruner

REZEPTE ZUR KETO-DIÄT

FRÜHSTÜCK:

Gefülltes Käse-Omelett für 2 Personen

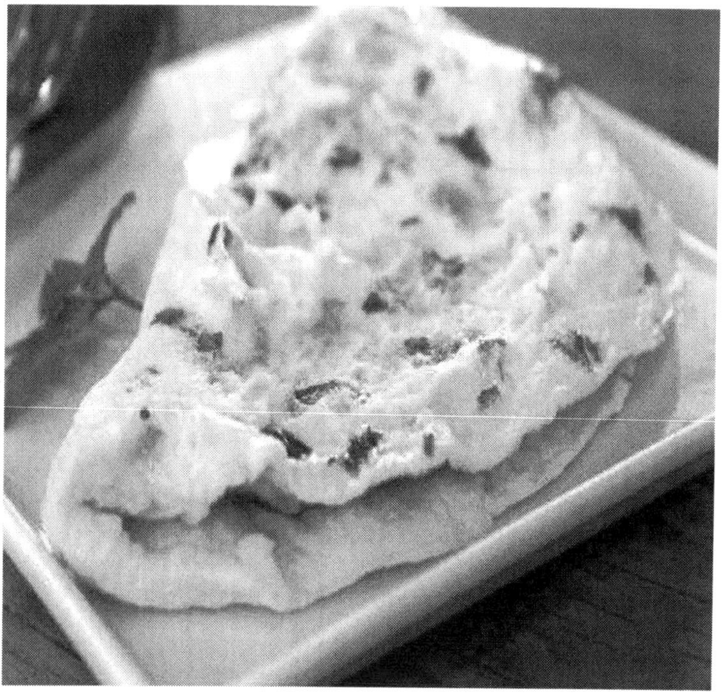

Sie brauchen:
50 g Gouda, gerieben, 50 g Parmesan, 3 Eier (Bio-Qualität), 2 EL Sahne, Salz und Pfeffer zum Abschmecken, 2 TL Butter, 4 Halme Schnittlauch, 5 Scheiben Salami, 2 Stängel frischen Koriander

Zubereitung:
In einer beschichteten Pfanne zunächst 1 TL Butter schmelzen und die Hälfte der Mischung aus geriebenem Gouda und dem Parmesan in der zugedeckten Pfanne schmelzen. Währenddessen die Eier verquirlen und mit Salz und Pfeffer würzen. Die homogene Eiermasse dann auf den geschmolzenen Käse geben und durch leichtes Schwenken der Pfanne gut auf dem Käse verteilen. Die Hälfte des Omeletts mit 3 Scheiben Salami belegen und vorsichtig die andere Hälfte darüber klappen. Kurz mit Deckel weiter braten und dann vorsichtig wenden. Von der anderen Seite noch ca. 2 Minuten weiter backen und dann vorsichtig aus der Pfanne heben. Danach können Sie das zweite Omelett ebenso zubereiten. Mit Schnittlauchröllchen und Koriander bestreuen und servieren.

Pancakes 2 Portionen

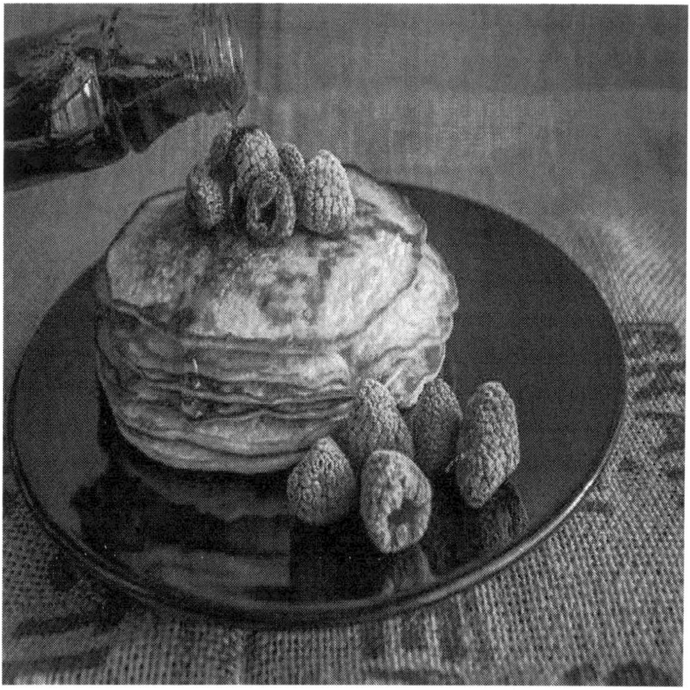

Pancakes nach amerikanischer Art – ob süß oder mit Bacon, ein köstlicher Start in den Tag

Sie brauchen:
3 große Eier und 80 g Frischkäse.

Zubereitung:
Beides wird miteinander vermengt und in entsprechenden Portionen in einer Pfanne mit Butter ausgebacken.
Zur Erhöhung des Fettgehalts kann man nun noch Butter über den Pancakes schmelzen lassen. Süße Sirups

allerdings sollten Sie natürlich vermeiden aber eine Handvoll süßer Beeren, frisch oder TK, ist natürlich erlaubt. Probieren Sie doch auch einfach mal die amerikanische Variante und genießen die Pancakes mit zwei Streifen knusprig gebratenem Bacon.

Spiegeleier mit Bacon im Zucchini Nest für 2 Personen

Sie brauchen:
1 Zucchini, 4 Scheiben Bacon (roh), 45 g Parmesan und 4 Eier.

Zubereitung:
Schälen Sie die Zucchini und schneiden Sie mit einem Spiralschneider lange Nudeln. (Sollten Sie keinen Spiralschneider zur Hand haben, reiben Sie die Zucchini auf einer groben Reibe).
Vermengen Sie die Zucchini Nudeln mit sehr dünnen Streifen des geschnittenen Bacons und setzen die Masse mithilfe von 2 EL in 4 Häufchen in die Pfanne mit etwas Öl. Drücken Sie mit dem EL Vertiefungen in die Speck-/Zucchini Häufchen und schlagen jeweils 1 Ei hinein. Salzen, pfeffern und noch ein paar Minuten mit geschlossenem Deckel garen. Die Nester sind fertig, wenn der Boden schön knusprig ist.

Ketonisches Wolkenbrot - einfach himmlisch!

Aus eigener Erfahrung weiß ich, dass der Verzicht auf Brot häufig sehr schwerfällt. Eiweißbrot kann da mal ein Ersatz sein, enthält aber viel Korn und Saaten, die wir reduzieren sollten. In unseren Ernährungsplänen sollten wir es ruhig das ein- oder andere Mal einbauen, eine andere leckere Alternative ist auf jeden Fall das sogenannte ketonische Wolkenbrot, dass Sie sich ganz einfach selbst herstellen können.

Sie benötigen dazu nur:
3 Eier, EL Frischkäse und ¼ Päckchen Backpulver

Zubereitung:
Vermengen Sie die Eigelbe mit dem Frischkäse, schlagen Sie die Eiweiße steif und vermengen sie mit dem Backpulver. Heben Sie dann die Eigelb/Frischkäse Masse vorsichtig unter den Eischnee und rühren mit der Hand – nicht mit dem Rührgerät-, bis eine homogene cremige Masse entstanden ist.
Legen Sie nun ein Backblech mit Backpapier auf und geben kleine Fladen der Eimasse auf das Blech und backen diese anschließend bei milden 150° 15 Minuten lang im vorgeheizten Backofen.
Die ketogenen Wolkenbrot Fladen können Sie mit einem Schuss Ahornsirup beträufeln, mit frischen Beeren belegen oder einfach mit zerlaufener Butter genießen. Ein wenig Frischkäse obendrauf, ein paar Scheiben Tomaten oder Gurken mit Salz und Pfeffer – die Fladen machen satt und sind vielfältig einsetzbar. Da können Sie – unter Einhaltung der ketogenen Lebensmittel Liste auch mal kreativ werden.

Nun haben Sie schon ein paar Ideen, wie ein ketogenes Frühstück aussehen könnte. Anhand der Zutaten können Sie auch hier beliebig variieren, sollten aber auch dann immer auf eine gesunde Balance der Anteile an Proteinen und Fette achten. Mehr dazu erfahren Sie später noch im Ernährungsplan.

Keto Kaffee oder Chai Tee

Nicht jeder hat schon am frühen Morgen Appetit oder Hunger auf ein sättigendes Frühstück. Für diesen Fall dieses einfache Rezept:

Zubereitung:
Vermischen Sie Ihre morgendliche Tasse Kaffee oder Ihren schwarzen Tee mit **einem EL Kokosöl** und **150 ml Kokosmilch** – am besten im Mixer oder mit Hilfe eines Pürierstabs – das gibt dem gehaltvollen Getränk die exzellente cremige Konsistenz und ersetzt auch schon mal ein Frühstück.

MITTAGESSEN

Lachs im Bacon-Mantel an Gemüsepfanne

Für 2 Portion brauchen Sie:
2 Lachsfilets a 125 g, 10o g Bacon, 200 g Brokkoli, 200 g Champignons, 150 g Zucchini, 150 g Feta Käse, 20 g Parmesan, eine Prise Salz, frisch gemahlenen Pfeffer, Chiliflocken und Paprikapulver zum Abschmecken, eine Zwiebel, etwas Nuss – oder Olivenöl

Zubereitung:
Waschen Sie den Lachs und tupfen ihn gründlich sauber, bevor Sie ihn vollständig mit dem Lachs umwickeln. Brokkoli, Zucchini, Champignons und Zwiebeln werden geputzt und in kleine Würfel geschnitten.
In einer beschichteten Pfanne mit etwas Öl können Sie nun das vorbereitete Gemüse zusammen mit den Lachs-Päckchen ca. 10 Minuten in etwas Öl braten. Würzen Sie das Gemüse noch mit Salz, Pfeffer, Chiliflocken und Paprikapulver. Erst kurz vor Ende der Bratzeit fügen Sie den gewürfelten Feta dazu.
Richten Sie Lachs und Gemüse auf 2 Tellern an und geben den Parmesan darüber.
Durch seinen hohen Gehalt an wertvollen Vitaminen und Omega 3 Fettsäuren ist der Lachs so wertvoll und beliebt für eine ketogene Ernährung. Er ist angenehm im Geschmack und vielfältig in der ketogenen Küche verwendbar. Da man sinnvollerweise etwa zwei Mal pro Woche Fisch essen sollte, habe ich noch ein zweites, eher klassisches Lachsrezept eingebaut.

Lachsfilet mit Rahmspinat

Sie brauchen für 2 Portionen 250 g Lachs, 600 g Spinat, 1 Zwiebel, 1 Brühwürfel, 100 ml Wasser, 100 ml Sahne, 2 Knoblauchzehen, 1 El Olivenöl, 4 EL Butter, ½ Zitrone und etwas Salz und Pfeffer zum Abschmecken
Waschen Sie den Lachs, streichen ihn mit etwas Olivenöl ein, würzen ihn mit Salz und Pfeffer und lassen ihn dann im Alu-Päckchen ca. 30 Minuten im vorgeheizten Backofen bei 200° Umluft backen.
In der Zwischenzeit können Sie den Rahmspinat zubereiten. Mit dem Wasser, den geschnittenen Zwiebeln und dem Brühwürfel wird er in einer Pfanne zunächst erhitzt. Währenddessen hacken Sie den Knoblauch klein und geben ihn dann ebenfalls zum Spinat.
Sobald der Spinat weich gekocht ist und die Flüssigkeit in der Pfanne stark reduziert, geben Sie die Sahne und die Butter dazu und schmecken alles mit Salz und Pfeffer ab. Wer möchte, kann den Spinat nun noch in einer Schüssel fein pürieren. Richten Sie den Spinat auf einem großen Teller an, geben die gebackenen Lachsfilets darauf und garnieren sie mit der Zitrone.

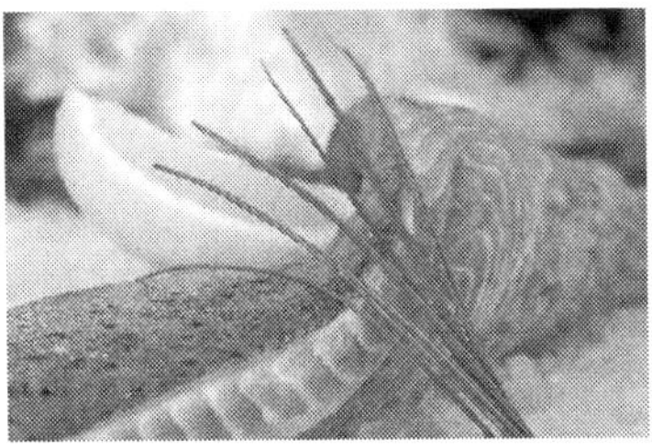

Lachs enthält neben vielen Vitaminen vor allem gute Omega 3 Fettsäuren

Rinderfilet an Rosenkohl

Sie brauchen für 2 Portionen:
400 g Rosenkohl, 400 g Rinderfilet 2 Filets a 200 g), 1 EL Butterschmalz, ½ große Zwiebel (rot), 1 TL Rapsöl, frisch gemahlenen groben Pfeffer (Steakpfeffer), eine Prise grobes Meersalz

Zubereitung:
Zunächst wird der Rosenkohl geputzt, d.h. die Strünke sowie die äußeren Blätter werden entfernt. Kochen Sie ihn nun in gesalzenem Wasser bissfest. (Oder verwenden Sie direkt TK-Rosenkohl und kochen ihn nach Packungsangabe).
Lassen Sie nun eine Pfanne sehr heiß werden, bevor Sie das Butterschmalz hineingeben.
Die Filets werden nun von beiden Seiten scharf angebraten, so dass eine schöne braune Kruste entsteht.
Dann wickeln Sie die Filets in Alufolie und geben diese in den 140° vorgeheizten Backofen, um das Fleisch schön „anziehen“ zu lassen. Das dauert ca. 8-10 Minuten, je nachdem, ob Sie ihr Fleisch gerne medium oder well-done genießen.
In dieser Zeit können Sie erneut Fett in der Pfanne erhitzen und den Rosenkohl zusammen mit der kleingehackten Zwiebel darin anbraten und mit Salz und Pfeffer abschmecken.
Füllen Sie den Rosenkohl auf 2 große Teller und geben das Filet dazu.
Dieses Rezept stammt aus einem Edel-Restaurant im Sauerland und enthält alles, was es braucht, um den Anspruch an ein ketogenes Mittag – oder Abendessen zu erfüllen. Verwenden Sie ein wirklich gutes Stück Rinderfilet vom Metzger Ihres Vertrauens und Sie haben ein wirkliches Gourmet-Menü!

Gebratene Nudeln mit Schweinebauch und Spiegelei

Wer nicht ganz auf Nudeln verzichten möchte, der hat sicherlich schon von Konjak-Nudeln (oder auch Shirataki-Nudeln) gehört. Konjak-Nudeln werden aus dem Mehl der Konjak-Wurzel hergestellt und besitzen die sehr gute Eigenschaft, durch ihren Wirkstoff Glucomannan sehr sättigend zu wirken. An und für sich sind die gesunden Nudeln eher geschmacksneutral, in der Verwendung mit Gemüse, Fleisch oder als Salat aber bilden sie eine gute Grundlage für viele Rezepte in der ketogenen Ernährung. Wie normale Nudeln können auch Konjak-Nudeln gekocht und gebraten werden, oder kalt als Basis für einen Salat verwendet werden. Nachfolgend zwei Rezepte!

<u>Für 2 Personen nehmen Sie:</u>
1 Packung Konjak-Nudeln, 150 g TK Buttergemüse, 2 Scheiben Schweinebauch (der Schweinebauch liefert die notwendige Portionierung an Fett für dieses ketogene Gericht und sollte deshalb nicht durch anderes Fleisch ersetzt werden) 3 EL Sojasauce, 3 EL Oyster Sauce, etwas Pfeffer und Salz, eine Prise Chiliflocken, 1 TL Sesamöl (Sesamöl verwende ich hier wirklich nur ausnahmsweise einmal, da der asiatische Geschmack des Gerichts mit anderen Ölen verfälscht würde) 2 Eier, groß

<u>Zubereitung:</u>
Die Konjak-Nudeln müssen vor der Zubereitung sehr gründlich unter fließendem Wasser gereinigt werden, da sie ansonsten einen hartnäckigen Wurzelgeschmack behalten. Kochen Sie diese daher zunächst 5 Minuten, schütten das Wasser weg und spülen danach noch kräftig mit kaltem Wasser nach.

Der Schweinebauch wird in dünne Streifen geschnitten und in einer Pfanne ohne Zugabe von Fett scharf angebraten.
Nach ca. 3-4 Minuten wird das gefrorene Buttergemüse dazu gegeben. Je nach Geschmack kann ruhig noch ein Stückchen Butter hinzugefügt werden.
Nach weiteren 3-4 Minuten sollte alles gar sein, die Konjak-Nudeln können nun ebenfalls in die Pfanne gegeben werden. Mit Sojasauce, Oystersauce und Gewürzen abschmecken und ein paar Tropfen Sesamöl darüber geben. Mit je einem Spiegelei servieren.

Mediterrane Spaghetti mit Spinat

Für 2 Portionen brauchen Sie:
400 g Konjak-Nudeln, 350 g TK-Spinat, 1 Zwiebel, 1 Knoblauchzehe, 2 EL eingelegte Cherry-Tomaten, 600 ml Gemüsebrühe, 2 EL Olivenöl, 1 EL Tamari, 1 EL Zitronensaft, 1 EL Mandelmus, 200 ml Sahne, ½ Bund gehackte Petersilie, ½ TL Meersalz, 1 Prise Muskat, frisch gemahlenen groben Pfeffer.

Zubereitung:
500 ml der Gemüsebrühe in einem Topf zum Kochen bringen. In der Zwischenzeit die Konjak-Nudeln, wie im vorhergehenden Rezept schon einmal angegeben, sehr gründlich waschen bevor sie für 2 Minuten in die kochende Gemüsebrühe gegeben werden. Anschließend abgießen und im geschlossenen Topf warmhalten.
Olivenöl in einer Pfanne erhitzen, Zwiebel und Knoblauch kleingehackt dazu geben, den aufgetauten Spinat in die Pfanne geben und 1 Minute mit anschwitzen. Die restlichen 100 ml Gemüsebrühe dazu geben, alles mit Tamari und Zitronensaft beträufeln, die Sahne unterrühren und unter ständigem Rühren ca. 2 Minuten weiter köcheln. Zum Abbinden das Mandelmus unterrühren.
Die Nudeln unterheben, ebenso die Kirschtomaten, etwa 2 Minuten weiter köcheln, mit Salz und Pfeffer abschmecken und dann in Portionsschalen füllen und mit Petersilie garnieren.
Anmerkung: Auch Konjak – oder Shirtaki Reis passt gut in das ketogene Ernährungsprogramm, die Rezepte lassen sich entsprechend abändern.

DESSERT oder ZWISCHENMAHLZEIT

Für mich schon fast so etwas wie ein „Seelenfutter“

Konjak-Milchreis mit Beeren

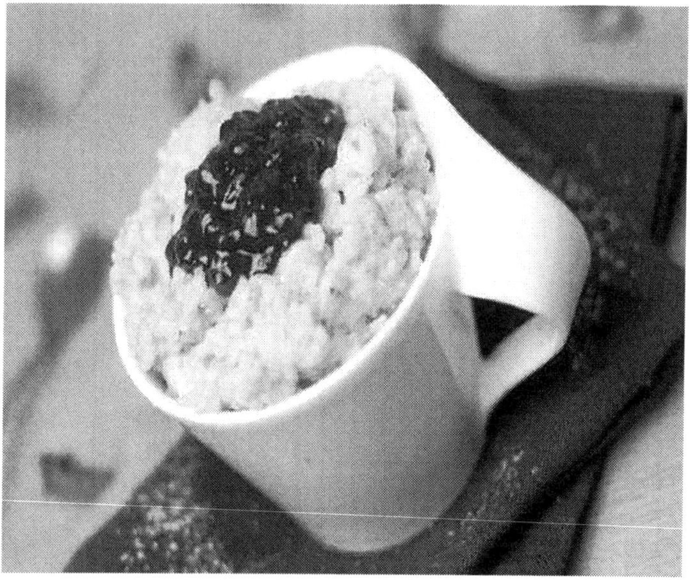

Für 2 Personen verwenden Sie:

400 g Konjak-Reis, 250 ml Milch -gerne auch halb Milch, halb Sahne – ½ TL Vanillepulver, 1 Prise Ceylon Zimt, Abrieb von einer ½ Zitrone und einer ½ Orange, Salz, 1 Prise Kardamom, 1 Prise Ingwer, frische oder TK-Beeren (Blaubeeren/Himbeeren)

Zubereitung:
Den Konjak-Reis in ein Sieb geben und sehr gründlich waschen (s.o.)
In einem Glas die Milch/Sahne mit dem Vanillezucker vermischen
Den Reis in einem hohen Topf kräftig anrösten
Die Gewürze und den Abrieb der Zitrusfrüchte hinzufügen und ständig weiterrühren, damit der Reis nicht ansetzt. Weiter köcheln, bis eine breiige Konsistenz entstanden ist. Mit ein wenig Zitronensaft beträufeln und ein wenig abkühlen lassen. In Portionsschälchen anrichten und die aufgetauten Beeren darüber geben.

ABENDESSEN

Käsesuppe mit Brokkoli

Die Käse-Brokkoli Suppe ist sehr gehaltvoll und sättigend und ersetzt so auch gerne mal eine Kartoffelsuppe, die ab jetzt nicht mehr auf dem Speiseplan steht.

Für 2 Personen brauchen Sie:
4 EL Butter, 4 EL kleingehackte Zwiebeln, 1 TL Knoblauch, gehackt, 3 Tassen Hühnerbrühe, 1 Prise Salz, frisch gemahlenen Pfeffer, 1 kleinen ½ Brokkoli, geputzt und kleingeschnitten, 2 Ell Frischkäse, ½ Tasse frische Sahne, 2 Tassen Cheddar Käse, geschnitten, 4 Scheiben Bacon oder Schinkenspeck, - eventuelle 1 TL Xanthan, falls Sie die Suppe gerne andicken möchten.

Zubereitung:
Zwiebeln, Knoblauch und Butter in einem Topf gut anbraten. Brokkoli und Hühnerbrühe hinzugeben und kochen, bis der Brokkoli eine weiche Konsistenz hat. Mit Salz und Pfeffer abschmecken und auf niedriger Flamme weiter köcheln. In der Zwischenzeit den Cheddar-Käse in der Mikrowelle oder in einem geeigneten Gefäß im Backofen schmelzen. Zusammen mit dem Frischkäse in die Suppe geben und noch einmal kurz aufkochen. Nach Wunsch noch mit Xanthan binden.
Zum Servieren Schinken-Speck Würfel oder knusprig gebratenen Bacon auf die Schüsseln/Teller geben.

Eiersalat

<u>Für 2 – 3 Personen brauchen Sie:</u>
1 Avocado, 6 Eier, 3 EL Mayonnaise, 1 EL Senf, 2 TL Zitronensaft, 1 EL frisch gehackte Petersilie, 1 EL gehackten Dill, Salz und frisch gemahlenen Pfeffer zum Abschmecken

<u>Zubereitung:</u>
Die Eier 12-15 Minuten hart kochen und dann zum Abkühlen zur Seite stellen. In der Zwischenzeit die Avocado schälen, halbieren und entkernen.
Die hartgekochten Eier pellen, die Eigelbe mit dem Fruchtfleisch der Avocado vermischen, mit Mayonnaise und Senf vermischen, Dill und Petersilie dazu geben und mit Zitrone, Pfeffer und Salz abschmecken. Die Masse dann in die Ei-Hälften füllen und im Kühlschrank für eine Stunde abkühlen.
Das Schöne an der Keto-Diät: Sie müssen nicht mehr auf den Restaurant-Besuch verzichten! Ein Steak, ein Schnitzel, ein guter Fisch – ein wenig Salat, etwas Gemüse – lediglich die sogenannten sättigenden Beilagen wie Reis, Nudel, Pommes und Brot brauchen Sie nicht. Auch eine Essenseinladung bei Freunden dürfte selten ein Problem werden.

Gebratener Zander mit Kohlrabi

Für 2 Personen benötigen Sie:
einen kleinen Kohlrabi, 1 EL Butter, 50 ml Gemüsebrühe, 200 g Zanderfilet küchenfertig mit Haut, 1 EL Öl, 1 Knoblauchzehe, 50 ml trockenen Weißwein, 50 ml Sahne, 1 EL gehackten Schnittlauch, Salz, frisch gemahlenen Pfeffer, etwas Zitronensaft, etwas Mandelmehl zum Mehlieren des Fischs

Zubereitung:
Der Kohlrabi wird geschält und grob geraspelt oder gerieben. Schmelzen Sie die Butter in einem Topf und schwitzen Sie die Kohlrabi-Masse kurz an, bevor Sie die Brühe dazu geben. Lassen Sie alles 5 Minuten bei mittlerer Hitze köcheln und schmecken mit Salz und Pfeffer ab. Das Zanderfilet waschen, trocken tupfen und in 2 gleichgroße Stücke teilen. Die Haut leicht anritzen, mit Zitrone beträufeln und leicht mehlieren. Nun werden die Filets in einer Pfanne mit heißem Öl auf der Hautseite goldbraun gebraten, gewendet und bei kleiner Hitze ziehen gelassen.
Weißwein und Sahne in einem Topf erhitzen, die angedrückte Knoblauchzehe dazu geben und mit Sahne und Pfeffer abschmecken. Mit einem Pürierstab aufschäumen.
Das Kohlrabi-Gemüse auf zwei Tellern anrichten, je ein Zanderfilet darauf setzen und mit dem Weißweinschaum beträufeln. Die Schnittlauchröllchen darüber streuen und servieren.

Pizza (ohne Kohlenhydrate!)

Ganz einfach und dennoch köstlich – die Keto-Pizza!

Für eine Pizza (für 2 Personen) benötigen Sie:
500 g Hähnchenfleisch (aus der Keule) , eine gute halbe Tasse Parmesan, 3 EL TK-Spinat

Zubereitung:
Alle Zutaten miteinandervermischen und gut pürieren. Überschüssige Flüssigkeit abnehmen, es soll eine recht homogene Masse entstehen.
Die Mischung auf einem Backblech ausrollen oder verstreichen und bei 200° etwa 20 Minuten backen. Die heiße Pizza mit Mozzarella und Schinkenspeck belegen und Tomatensoße darüber verteilen.
Mit diesen Rezepten und dem obigen Ernährungsplan für die ersten 3 Tage dürfte Ihnen das Abnehmen schon nach wenigen Tagen recht leicht

KETO UNTERWEGS

Aber was ist mit unterwegs? Mit der Tupper-Box fürs Büro oder den Snacks für längere Auto-Fahrten?
Auch dafür haben wir ein paar passende Rezepte zusammengestellt:

Keto-Buletten

Für 2 Personen nehmen Sie
200 g Rinderhack, 13 g Leinsamen geschrotet, 1 großes Ei (Bio-Qualität), 15 g Senf (bt. Au wenig KH achten!), 50 g Avocado Fruchtfleisch, etwa 6-7 g Sesampaste (Tahin), etwas Meersalz und Gewürze zum Abschmecken, etwas Olivenöl oder Ghee zum Anbraten

Zubereitung:
Das Avocado Fruchtfleisch mit der Gabel breiig drücken und alle Zutaten vermischen. In etwas Öl von beiden Seiten schön braun brutzeln. Auskühlen lassen und einpacken. Mit einem Klacks Senf sind sie ideal für unterwegs.

Weitere Snacks für unterwegs: KETO TO GO

- Hart gekochte Eier gehen immer
- Käsewürfel (Vollfettkäse)
- Fisch aus dem Glas (Gabelröllchen) oder Thunfisch aus der Dose, Sardinen in Öl
- Beef Jerky (Trockenfleischstreifen)
- Kimchi im Glas (Kimchi Rezept s.o.)
- Grünkohl-Chips (Fertigprodukt)
- Sandwich mit kaltem Huhn und Avocadomus auf Wolkenbrot (Wolkenbrot s.o.)
- Fertige Proteinriegel
- Macadamia-Nüsse
- Dunkle Schokolade mit 85% Kakaoanteil

So, nun gibt es auch keine Ausreden mehr, unterwegs auf ketogene Ernährung zu verzichten.

Mit diesen Rezepten und dem obigen Ernährungsplan für die ersten 3 Tage dürfte Ihnen das Abnehmen schon nach wenigen Tagen recht leicht fallen. Erfahrungsgemäß stagniert das Gewicht nach 3-4 Tagen, was daran liegt, dass zunächst das eingelagerte Wasser verschwindet, bevor der Kampf gegen die Fettzellen so richtig in Fahrt kommt. Lassen Sie sich nicht entmutigen. Wie Sie gesehen haben, sind die Rezepte, die ich für Sie zusammengestellt habe, sehr sättigend und lecker – das Heißhunger Gefühl wird sich schon längst sowieso nicht mehr einstellen. Ihnen fehlen die Kohlenhydrate? Daran wird der Körper sich gewöhnen. Mehr als 50 g Kohlenhydrate sollten Sie auch nach der ersten Abnehm-Phase nicht benötigen. Besser wären noch 20 g – aber da kommen Sie auch noch hin!

VON GLUKOSE ZU KETOSE

Der Zustand von Glukose zu Ketose ist fließend und nicht bei jedem gleich. Es gibt keine Faustregel, wie lange es dauert, bis sich Ihr Körper „in Ketose“ befindet. Aber irgendwann spüren Sie es: der vorangegangenen Mundtrockenheit folgt ein leicht fruchtiger Geschmack im Mund, das Hungergefühl ist verschwunden und Ihre Gedanken sind klarer und konzentrierter als vorher. Abgeschlagenheit und Müdigkeit sind verflogen. Der Zustand der Ketose ist erreicht. Die sogenannten Zwischenzustände mit 0-hoher Ketonen-Konzentration in Blut, Urin und Atemluft sind messbar. Zur Sicherheit – aber auch, um Ihre Motivation zum Durchhalten zu steigern, wäre es nun an der Zeit, eventuell mal einen Keto-Test zu machen.

In der Apotheke bekommen Sie dafür spezielle Keton-Sticks, mit denen Sie Ihren Keton-Gehalt über den Urin messen können. Diese Mess-Methode ist nicht 100%ig genau, eignet sich jedoch sehr gut, um am Anfang einer Ernährungsumstellung feststellen zu können, wo Sie stehen. Anhand der Verfärbung des Sticks können Sie erkennen, ob Aceton im Urin enthalten ist. Aceton ist einer der drei biochemischen Keton-Substanzen, die bei Glukosemangel über die Leber aus Fettsäuren gebildet werden. Allerdings lässt sich mit dieser Methode nur anfänglich feststellen, ob Ihr Organismus den Ketose-Zustand schon erreicht hat. Später, wenn Sie „ketose-adaptiert“ sind, ist nur noch sehr wenig oder auch gar kein Acetat im Urin mehr nachweisbar.

Menschen, die sich krankheitsbedingt ketogen ernähren möchten oder müssen, sollten ihre Keton-Messung vorzugsweise mit einem Blutzuckermessgerät über das Blut testen.

Und denken Sie immer daran, dass die ketonische Ernährungsform weitere zahlreiche Vorteile als nur das Abnehmen hat:

- Senkung des Blutzuckerspiegels (der Insulinspiegel wird auf einem niedrigen Level gehalten)
- Entzündungshemmend (Das Hormon Insulin ist dafür bekannt, Entzündungen im Körper zu begünstigen, durch die Keto-Diät verringert sich das Insulin und somit die Gefahr von >Entzündungen)
- Entgiftend (Zucker-Detox Kur)
- Zellerneuerung/-erhaltung (der große Anteil an gesunden Fetten, die bei der Keto-Ernährung aufgenommen werden, sind wichtig für den Erhalt und die Erneuerung von Zellen)

KETOGENE ERNÄHRUNG FÜR SPORTLER

Lange galt die ketogene Ernährung unter Sportlern als *der* Geheimtipp. Durch die schnelle Abnahme von Fett und Wassereinlagerungen konnten Muskeln schnell und gut definiert werden, vor einem Wettkampf konnte das Gewicht noch einmal schnell zurückgefahren werden und eine kurzfristige Leistungssteigerung war problemlos zu erreichen. Die ersten Gegner kamen auf den Plan und Kritiken dieser Ernährungsmethode im Sport wurden laut. Die Gefahr der Ketoazidose = der Übersäuerung der Muskeln wurde angesprochen. Die Glykogenspeicher der Muskeln könnten für eine Dauerbelastung nicht gefüllt sein, da das ohne Kohlenhydrate nicht möglich ist.
Natürlich muss man alle Vor- und Nachteile einer Ernährungsumstellung berücksichtigen und da ist der gesundheitliche Aspekt niemals zu unterschätzen. Dennoch verhält es sich im Sport mit der ketogenen Ernährung so, wie mit vielen anderen „Disziplinen" – nur wer verantwortungsbewusst und diszipliniert an eine solche weitreichende Ernährungsumstellung herangeht, wird auch langfristig erfolgreich davon profitieren.
Betrachtet man die klassische Ernährung eines Hochleistungssportlers wird schnell plausibel, dass die ketogene Ernährung geradezu rebellisch erscheinen muss. Die bisherige Strategie hatte das Ziel, die Kohlenhydrat Speicher der Leber und der Muskeln vor einem Wettkampf maximal zu füllen. 1 kg Nudeln am Tag vor dem Wettkampf ist die übliche Nahrungsaufnahme eines Triathleten, dazu morgens Unmengen Haferflocken und auch während des Wettkampfes wird dem Körper weiter

Glukose und Kohlenhydrate in Form von Bananen, Energy Drinks, Gels und Cola zugeführt. Und bisher klang das alles auch plausibel und logisch. Hier einmal die Gegenüberstellung von klassischer Sportler Ernährung und einer ketonischen Ernährung zum Vergleich:

Klassische Ernährung für Sportler	**Ketogene Ernährung**
High Carb/Carb Loading	Low Carb/No Carb
Energiegewinnung durch Glucose = Kohlenhydrate	Energiegewinnung durch Ketone = Fett
High Protein	Medium Protein
Low Fat	High Fett
Wenig Obst und Gemüse	Beeren und viel Gemüse
Kohlenhydrat Speicher im Köper ist beschränkt auf etwa 2500 kcal	Fettspeicher im Körper ist nahezu unbegrenzt
Erhöhter Glukosebedarf	Erhöhte Fettoxidation

Die Nachteile der klassischen Sportler-Ernährung liegen klar auf der Hand:

- Der Blutzuckerspiegel des Sportlers unterliegt ständig gravierenden Schwankungen
- Der begrenzte Energiespeicher führt zu klassischen Crashs = Energieabfall, wenn nicht ständig Glucose nachgeladen wird
- Gastro-intestinale Probleme (ramponierter Darm) durch die ständige Gabe von hochdosierten Glucose-Gels und Riegeln
- Extreme Abhängigkeit von äußeren Kohlenhydraten

Der ketogen eingestellte Sportler hingegen ist nicht auf ständige Energiezufuhr angewiesen.
Um die physiologischen Anpassungen des Körpers an eine

längerfristige ketogene Ernährung belegen zu können, wurde im Jahre 2014 eine überaus interessante Studie an der Universität von Connecticut durchgeführt – die FASTER Studie, wobei FASTER für *fat-adapted substrate oxidation in trained elite runners* steht. Man rekrutierte also 20 Elite-Ausdauer Sportler – in diesem Fall Marathon, bzw. Triathlon Sportler und teilte sie in Gruppen. 10 Personen ernährten sich klassischerweise *high-carb*, die anderen 10 *low-carb* nahmen nur 10% Kohlenhydrate zu sich, während der Anteil der gesunden Fette in ihrer Ernährung 70% betrug. Die jeweilige Ernährungsform wurde bei allen 20 Sportlern über einen langfristigen Zeitraum von 20 Monaten befolgt.
Neben Laktaten, einer Muskelbiopsie und anderen relevanten Blutparametern wurde auch die Fettverbrennung im Ruhezustand vor dem Test und in der Regenerationsphase nach dem Test untersucht.

Hier die Ergebnisse der Studie:

- Die Fettverbrennung war in der Gruppe der Leistungssportler, die sich kohlenhydratreduziert *(low carb)* ernährt hatten, um 59% höher, als die Fettverbrennung bei den *high-carb* Sportlern.
- Die maximale Sauerstoffaufnahme war bei beiden Gruppen gleich, eine Indikation dafür, dass der Sauerstoffbedarf nicht größer ist unter größerer Fettverbrennung
- Auch der Kalorienverbrauch war bei beiden Gruppen gleich geblieben
- Der RQ (respiratorische Quotient = Parameter für das Verhältnis zwischen gebildetem bzw. abgeatmeten CO2 und dem vorm Körper aufgenommen O2, an dem man den Anteil verschiedener Energieträger im gesamten Stoffwechsel bestimmen kann) war in der *low-carb* Gruppe erwartungsgemäß wesentlich niedriger,

d.h. je höher der gemessene RQ, desto mehr Energie wird aus Kohlenhydraten gewonnen, je niedriger der Wert ist, desto mehr Energie wird aus Fetten bezogen. Die Menge an Energie aus Fett betrug demnach bei der *low-carb* Gruppe 95%!

- Der Blutzucker – oder Insulinspiegel war während der sportlichen Tätigkeit bei beiden Gruppen nahezu identisch
- Was aber erstaunlich war und so nicht erwartet wurde: im letzten Teil des Tests – also in der Regenerationsphase – war die Laktatanhäufung bei der *low-carb* Gruppe deutlich höher als bei der *high-carb* Gruppe

Hauptsächlich aber ging es in der FASTER Studie darum, nachzuweisen, dass der Organismus nach einer ketogenen Anpassungszeit (Adaption) durchaus imstande ist, Glukose selbst herzustellen und in den Glykogenspeichern der Muskeln abzuspeichern.
Wie war das möglich? Bei allen 10 Sportlern, die sich über einen Zeitraum von 20 Monaten *low-carb* ernährt hatten und nur 10% Kohlenhydrate zu sich genommen hatten, waren die Glykogenspeicher in den Muskeln fast ebenso vollständig gefüllt, wie bei den *high-carb* Sportlern. Offensichtlich entsteht Glykogen also durch das Recyclen von Laktaten, Glycerol und weiteren energiereichen Substraten. Jedenfalls konnte nachgewiesen werden, dass nach intensiven Trainingseinheiten ca. 18% Laktate wieder zu Glykogen umgewandelt wurde.
Ein sehr positiver Nebeneffekt war, dass in der vorliegenden Studie auch die antioxidative Eigenschaft von Ketonkörpern nachgewiesen werden konnte.

Natürlich war die Auswertung der FASTER Studie noch wesentlich umfangreicher, als es hier nun beschrieben werden soll – Fazit ist jedoch:
Im Vergleich zu gut trainierten Elite-Ausdauersportlern, die sich *high-carb* – also sehr kohlenhydratreich ernähren, führt eine langfristige und konsequente Keto-Anpassung zu außergewöhnlich hohen Fettoxidationsraten während Muskelglykogen, Verwertungs- und Aufbaumuster während und nach einem 3-stündigen Lauf ungefähr gleichbleibend sind

Wer mehr zu dieser höchst eindrucksvollen Studie wissen möchte, findet den gesamten Kontext unter diesem Link:

http://www.metabolismjournal.com/article/S0026-0495(15)00334-0/fulltext

Nun gelten für den Hochleistungssportler natürlich ein wenig abgeänderte Regeln für den ketogenen Ernährungsplan. Low Carb – High Fat / High Protein bekommt hier nochmal eine ganz besondere Bedeutung. In einem 3-Tage Plan habe ich einmal festgehalten, wie die Ernährung für einen Sportler in etwa aussehen kann.

Zunächst ein paar wichtige Maßnahmen zur Durchführung eines ketogenen Ernährungsplans für Hochleistungssportler:

- Ihr Frühstück muss innerhalb von 30 Minuten nach dem Aufstehen erfolgen. Ist das nicht möglich, sollte zumindest eine Handvoll ungesüßter Mandeln verzehrt werden.
- Mind. 2 Liter Wasser oder ungesüßte Tees sind Pflicht

- Milch und Milchprodukte müssen – im Gegensatz zur „normalen“ ketogenen Ernährung vollkommen wegfallen
- Eine Pause zwischen den Mahlzeiten darf nie länger als 5 Stunden dauern
- Meal Prep: bereiten Sie sich einige Mahlzeiten auf Vorrat – so dass Sie jederzeit Zugriff auf Nahrung haben

Ernährungsplan für 3 Tage

	Morgens	Mittags	Abends
Tag 1	Eier mit Gemüse	Hühnchen mit Linsen	Garnelen mit Salat
Tag 2	Wie Tag 1	Hähnchenbrust mit Brokkoli	Surf and Turf Rindersteak und Thunfisch
Tag 3	Eier mit Bohnen	Lachs mit Spinat und Tomaten	Blumenkohlpizza

Tag 1

Eier mit Gemüse

Zubereitung:
3 Eier verquirlen und mit etwas Fett in der Pfanne zu einem Omelett stocken lassen, mit reichlich Gemüse (Champignons, Zucchini- oder/und Tomatenscheiben) belegen, kurz wenden und dann auf den Teller gleiten lassen. Auch als Beilage können Sie Gemüse essen, soviel Sie möchten.
Ihren Kaffee oder Tee reichern Sie für dieses high-fat Frühstück mit einem EL Ghee oder Butter an.

Hühnchen mit Linsen

Zubereitung:
150 g gebratene Hähnchenbrust mit 125 g Linsen aus der Dose (nach Packungsangabe zubereitet) zu einem Salat vermischen und mit 1 TL Essig, frischen Kräutern und etwas Salz und frisch gemahlenem Pfeffer abschmecken

Garnelen mit Salat

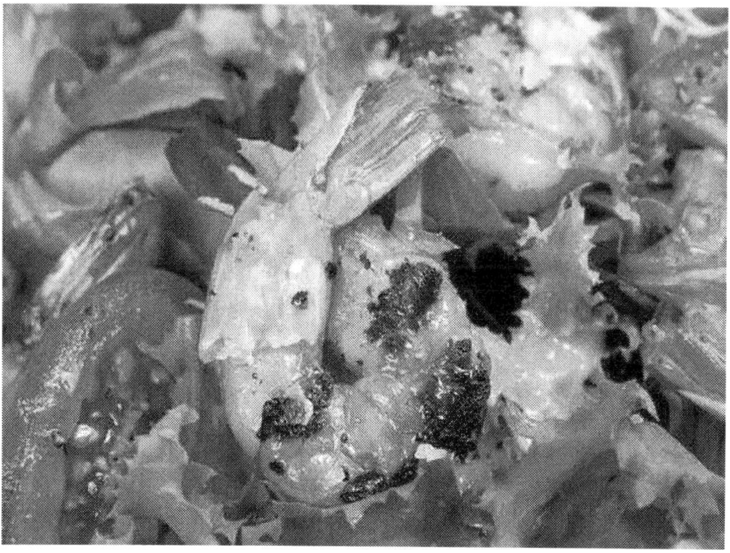

Zubereitung:
250 g gebratene King Prawns auf einem Salat anrichten.
Salat: 1 große Handvoll Baby Blattspinat, 1 rote Paprika (geputzt und entkernt, in Streifen geschnitten) ½ frische Zucchini in Scheiben, Fruchtfleisch einer halben Avocado, 6 Cherrytomaten halbiert, 2 EL Öl, etwas Essig, Salz und frisch gemahlenen Pfeffer zum Abschmecken

Nicht nur köstlich, sondern ein wertvoller Protein-Lieferant: Garnelen auf Salat

Tag 2

Hähnchenbrust auf Pfannengemüse

Besteht aus:
Einer großen gebratene Hähnchenbrust, etwas Senf, und einer Gemüsepfanne mit 250 g Brokkoli, 125 g Kidneybohnen, ½ Zucchini in Scheiben und 6 großen Champignons in Scheiben

Surf n' Turf

Zubereitung:
250 g Rindersteak, gebraten und mit etwas grobem Pfeffer abgeschmeckt
Dazu einen **Salat** – bestehend aus ½ Dose Thunfisch (im eigenen Saft), ½ Blattsalat, (oder Rucola), 1 hart gekochten Ei, gewürfelt oder in Scheiben, ½ Salatgurke, geschält und gewürfelt, 2 Tomaten, gewürfelt
Und ein leichtes Pfannengemüse bestehend aus einer Zucchini, gewürfelt und in guter Butter angebraten und mit Salz und Pfeffer abgeschmeckt.

Tag3

_Eier mit Bohnen

Zubereitung:
125 g Kidneybohnen in der Pfanne anbraten mit 1 EL Walnussöl, und mit 3 Eiern zu einem gehaltvollen Rühreivermengen. Dazu einen Kaffee oder Tee mit Ghee oder Butter

Lachs mit Spinat

Zubereitung:
125 g Lachs (Wild-, Alaska- oder Stremel Lachs) anbraten
TK Spinat so viel Sie mögen – in einer Pfanne mit einer glasig gedünsteten Zwiebel zubereiten
Dazu einen Salat aus 3 großen Tomaten, auf Wunsch gerne auch mit Zwiebel und Kräutern und einem EL gutem Öl, abgeschmeckt mit Salz und Pfeffer
Den gebratenen Lachs auf dem Spinat anrichten und mit einer Handvoll angerösteten Mandelblättern bestreuen

Blumenkohlpizza

Zubereitung:
Aus ½ Kopf Blumenkohl, 125 g Joghurt (ausnahmsweise!), einem Ei, einer Prise Salz und ein paar mediterranen Kräutern (Oregano, Basilikum, Thymian…) einen homogenen Teig herstellen und auf einem mit Backpapier ausgelegten Backblech goldbraun backen. Als Belag sind alle Gemüse erlaubt (Zucchini, Tomaten, etc.) nur auf Käse müssen Sie in diesem Fall leider verzichten.

Für Zwischendurch…

gibt es den ultimativen high-fat **DURCHHALTE Power Smoothie**, der pro Tag gerne einmal eingenommen werden kann:

Zubereitung:
Vermischen Sie hierzu 1 Apfel, das Fruchtfleisch einer ½ Avocado, eine Handvoll Blattspinat, 1 El Zitronensaft, 1 TL Chiasamen, eine Messerspitze Guarana und einem Stückchen Ingwer… das hilft über den Hunger hinweg und verleiht schnell und nachhaltig Energie.

„Deine Nahrungsmittel seien deine Heilmittel“ sagte damals schon Hippokrates und dieser Satz führt uns dann auch schon zum nächsten Thema, nämlich:

KETOGENE ERNÄHRUNG ALS THERAPIE-FORM BEI KRANKHEITEN WIE KREBS, DIABETES, EPILEPSIE U.V.M.

Ketogene Ernährung bei Krebs?

Ob sich eine extrem ketogene Ernährung eignet, um Krankheiten jeglicher Form zu bekämpfen, oder doch zumindest das Tumorwachstum bei verschiedenen Krebs-Arten zum Stillstand zu bringen, ist noch nicht ausführlich genug erforscht, um hier eine ganz konkrete Antwort zu geben oder auch nur eine Empfehlung auszusprechen. Daher sollte hier von Fall zu Fall gründlichst abgewogen werden.

Es versteht sich aber beinahe von selbst, dass ein guter Ernährungszustand des Patienten eine Prognose erheblich verbessert, eine Mangelernährung aber auch schnell zum Abbruch der angewandten Therapie führen kann.

Über Krebszellen weiß man, dass sie Zucker brauchen, um sich zu entwickeln, und so scheint es logisch, Zucker in der Ernährung für Krebspatienten zu vermeiden.

Oberstes Ziel während der sehr kräfteraubenden Therapie eines Krebspatienten ist allerdings immer, dass dieser sich wohl fühlt und sein Gewicht weitestgehend stabil bleibt.

Immerhin ist eine schwere Krankheit ja auch sehr kräftezehrend für den Patienten, und es sollte sehr individuell geprüft werden, ob eine komplett zuckerfreie

und kohlenhydratlimitierte Ernährung den gewünschten Heilerfolg herbeiführen kann. Werfen wir dazu einfach einen Blick auf die Fakten:
Im Stoffwechsel des an Krebs erkrankten Patienten als auch in den entsprechenden Tumorzellen spielen Kohlenhydrate und auch Glukose eine große Rolle. Ging man noch bis vor Kurzem davon aus, das Maltodextrin (eine Zuckerlösung) oder stark mit Zucker angereicherte Speisen und Getränke ein guter Energielieferant für den Patienten seien, so haben neuere Forschungen gezeigt, dass weder die Leber noch die Muskeln die Glukose ausreichend verwerten können und somit die gewünschten Glykogenspeicher im Gewebe gar nicht angelegt werden. Das bedeutet im Umkehrschluss, dass die gewünschte Energie völlig ungenutzt verpufft. Dagegen stellte man fest, dass Fettsäuren wesentlich besser im Muskelgewebe aufgenommen und gespeichert wurden, als bei Gesunden. Der Eiweißbedarf hingegen erhöhte sich gegenüber nicht an Krebs Erkrankten auf ca. 1 -1,5 g/pro kg Körpergewicht, weil die Proteinumsatzrate durch den Tumor stark erhöht ist.
Weiterhin hat man herausgefunden, dass der Tumor nicht – wie früher angenommen – mehr Zucker, bzw. Glukose braucht, als die gesunden Zellen, er verstoffwechselt diesen nur wesentlich schneller – sogar ohne die Zufuhr von Sauerstoff. Durch diese aerobe Glykolyse wiederum entsteht Laktat, welches die Tumorzellen noch schützt. Fette und Fettsäuren hingegen werden vom Tumor nicht verwertet, der Proteinbedarf aber wächst (s.o.)
Was würde nun eine ketogene Diät unter den o.a. Fakten in der Krebs-Therapie bringen? Bei einer extrem fettreichen und kohlenhydratreduzierten Ernährung würden sich jetzt Ketonkörper bilden, die in einer hohen Konzentration die Glukoseaufnahme, -speicherung und -verwertung der befallenen Zellen verhindern, zumindest aber reduzieren und bestenfalls zum Absterben bringen. In jedem Fall aber würde der stetige Glukoseabbau das

Tumorwachstum hemmen. Gleichzeitig würden die Ketonkörper den Eiweißabbau – und somit den Muskelschwund des entkräfteten Patienten verhindern. Insulinspritzen würden verhindert (Insulin gilt ebenfalls als Wachstumsförderer von Tumoren) und gute Fette und Fettsäuren würden gefürchteten Entzündungsreaktionen entgegenwirken.
Gemäß der „metabolisch adaptieren Ernährung" für Krebskranke liegt nachfolgende Empfehlung für die Nährstoffaufnahme vor:

Nährstoff	**Menge**	**Anmerkung**
Fette	Mind.50% der Nichteiweißkalorien	Leinöl/Fisch/ca.4-6 g Omega-3 Fettsäuren/Butter/Kokosfett/mittelkettige Trygloceride/ Für Olivenöl liegen bisher -außer in der Prävention -keine ausreichenden Resultate vor. Ein leicht hemmender Effekt für das Tumorwachstum wird jedoch angenommen.
Proteine	Etwa 1,2-1,4 g/pro kg Körpergewicht (kann auch bis 2 g/pro kg Körpergewicht gesteigert werden	Tierisch/pflanzlich

Kohlenhydrate	Weniger als 50% der Gesamtenergieaufnahme	Mit niedrigem glykämischen Index, wie Vollkornprodukte und Gemüse
Energie	30-35 kcal pro kg Körpergewicht	Krebspatienten sollten versuchen, ihr Gewicht zu halten

Hochwertige Fette und Fettsäuren spielen bei der Ernährung von Krebspatienten eine sehr wichtige Rolle
Langzeitstudien zu Diäten für Krebserkrankte gibt es leider noch nicht, dennoch lassen Einzelbeobachtungen an Tumorpatienten hoffen, dass diese Form der kohlenhydratlimitierten Ernährung das Fortschreiten einer Tumorerkrankung aufhalten oder zumindest verlangsamen kann. Eine entsprechende Studie wird derzeit an der Universität Frauenklinik Mannheim fortgesetzt.

Ketogene Ernährung bei frühkindlicher Epilepsie?

Und was hat es mit der ketogenen Ernährung epileptischer Kinder auf sich? Ein spannendes – und doch unzureichend erforschtes Gebiet. Ich habe mich einmal etwas eingehender damit beschäftigt und kann Folgendes dazu berichten:
Schon in der Frühzeit (Antike) behandelt man Epilepsie mit einer besonders kohlenhydratarmen und protein-/fettreichen Diät bzw. einer Fastenkur.
Wie wir nun wissen, stellt sich dabei der Stoffwechsel so um, dass er seine Energie hauptsächlich aus Ketonkörpern bezieht. Das sind die chemischen Verbindungen, die bei der Verbrennung von Fettzellen im Körper entstehen. Bis heute hat man nicht eindeutig erforschen können, warum diese Art von Stoffwechsel antiepileptisch wirkt. Eine entsprechende Diät muss individuell berechnet und nur unter ärztlicher Aufsicht durchgeführt werden. Viele Mediziner raten dazu, die ketogene Diät ausschließlich dann anzuwenden, wenn eine medikamentöse Behandlung beim Kind nicht mehr anschlägt.

Bei meinen Recherchen bin ich auf www.keto-kinder.de gestoßen, auf der eine Mutter über die Erfolge mit der ketogenen Ernährung bei ihrem an Epilepsie erkrankten Sohn berichtet. Offensichtlich kann diese Ernährungsform nach einer schwierigen Anfangszeit das Anfall Risiko tatsächlich um 70% reduzieren. Das aber hängt sehr individuell von dem Zustand des Kindes und der konsequenten diabetischen Betreuung ab.

Auch hierzu schreibt Britta Alagna:

„Die ketogene Diät kann nur im Team, bestehend aus Pädiaterin, Diätassistentin….mit spezieller Fortbildung und anderen Betroffenen gelingen. Die Indikation muss eindeutig sein, Kontraindikationen müssen ausgeschlossen werden und die regelmäßige Nachsorge muss gewährleistet sein"

Im Gegensatz zur ketogenen Ernährung bei Gesunden ist die Ernährungsform in einem solchen speziellen Fall deshalb so schwierig, weil das Verhältnis Fett/Proteine/Kohlenhydrate hier ganz exakt einzuhalten ist. Hilfreich ist dabei der sogenannte KETO-Rechner, der unter dem nachstehend aufgeführten Link kostenfrei heruntergeladen werden kann:

https://www.keto-kinder.de/app/download/6672174363/Keto+Kalkulator.xls?t=1479395782

Frau Alagna hat auch ein Kochbuch für Kinder geschrieben „ Ketogene Diät für Kinder", welches zahlreiche Rezepte enthält, die auch Kinder mögen und die an die Bedürfnisse, aber auch an das ausgewogene Verhältnis Kohlenhydrate/Fett/Proteine angepasst sind.
Einige der Rezepte habe ich für dieses Kapitel übernommen. Ein Tagesplan könnte demnach wie folgt aussehen:

Frühstück: Käsebrot und Ovomaltine

Zubereitung:

5 g Knäckebrot mit 31 g Margarine bestreichen und mit 16 g Käse belegen. Je nach Geschmack des Kindes kann man noch ein Stück Tomate oder eine Scheibe Salatgurke darauflegen
(enthält 4,5 g Protein, 4,5 g KH, 37 g Fett = 314,12 Kalorien)
Für die Ovomaltine werden 45 g Sahne, 8 g Rapsöl, 3 g Ovomaltine und 6 g Quark mit etwas Wassere angerührt, gerne auch mit dem Mixer aufgeschäumt.
(enthält 1,7 g Protein, 3,9 g KH, 23,2 g Fett = 232,3 Kalorien)

Mittagessen: Zucchini-Nudeln mit Sauce Bolognese

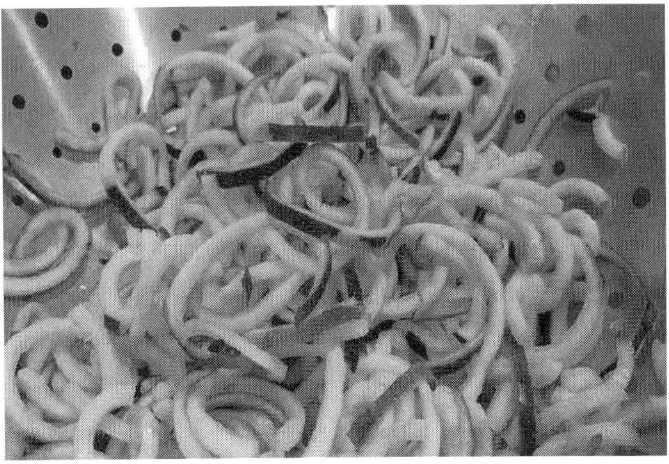

Zubereitung:
22 g Zucchini in dünne Nudeln schneiden, 13 g Hackfleisch mit 2 g Zwiebeln, 17 g Rapsöl, 7 g Tomatenmark und 20 g Mascarpone zu Bolognese Soße verarbeiten und über die Gemüsenudeln geben.
(enthält 4,3 g Proteine, 2,4 g KH, 25,5 g Fett = 279,65 Kalorien)

Abendessen: Wurstsalat

<u>Zutaten:</u>
40 g Creme fraiche (mit Kräutern), 15 g Rapsöl, 25 g Fleischwurst, 9 g Mais, 17 g Tomaten
(enthält 4,5 g Proteine, 4,2 g KH, 34,3 g Fett = 374,8 Kalorien

Sie sehen, die ketogene Ernährung als unterstützende Therapieform bei Stoffwechselerkrankungen – und hier speziell bei epileptischen Kindern – erfordert eine eiserne Disziplin, eine ausgesprochen gute Beratung und eine konsequente Durchführung der Ernährungsumstellung. Es gibt nicht viel Literatur zu diesem Thema – wer sich aber mit dem Gedanken beschäftigt, die ketogene Diät in einem solchen Fall anzuwenden, sollte sich mit den Erfahrungen und den sehr gut erarbeiteten Anleitungen der „Keto-Kinder“ gründlich auseinandersetzen.

Ketogene Ernährung bei Diabetes?

Wie eine ketogene Ernährung sich dagegen auf ***Diabetes*** auswirkt, ist unter den vorhergegangenen Erklärungsansätzen eigentlich logisch. Wie wir nun wissen, stabilisiert sich der Blutzuckerspiegel in der Ketose. Ein zu hoher Insulinspiegel sinkt im nüchternen Zustand auf ein gesundes Niveau. Ein erhöhter Insulin-Spiegel dagegen kann ein Anzeichen für eine Insulinresistenz im Vorfeld von Diabetes Typ 2 – der sog. Prä-Diabetes sein.
Eine stark zuckerhaltige Ernährung über viele Jahre führt dazu, dass die Rezeptoren der Zellen nicht mehr ausreichend auf Insulin reagieren. Der Körper versucht daher diesen Zustand zu kompensieren, indem er laufend immer mehr Insulin produziert. Bei fortschreitender Erkrankung kann der Blutzuckerspiegel daher schon morgens im nüchternen Zustand erhöht sein. (Dawn-Syndrom) - das bedeutet, die Leber gibt schon nach dem Aufstehen Glucose ins Blut ab, ohne dass Sie schon etwas zu sich genommen haben. Das Insulin schafft es aber nun schon gar nicht mehr, dagegen anzusteuern.
Das bedeutet letztendlich, dass Sie als Diabetiker schon zu einer Tageszeit, zu der Sie noch keine Energie in Form von Zucker benötigen, zu viel davon haben, auf der anderen Seite dann aber wieder an temporärem Blutzuckermangel leiden (Hypoglykämie), wenn Sie zu viel Insulin gespritzt haben oder in erhöhtem Maße aktiv waren.
Das Hauptproblem von Diabetikern besteht also darin, dass Sie ihren Blutzuckerspiegel ständig extern über spezielle Insulingaben versorgen müssen. Bei einer Reihe von Forschungen profitierten Diabetiker in einem hypoglykämischen Zustand (unterzuckert) von der Gabe mittelkettiger Triglyceride.

Die Typ 2 Diabetes, die hier beschrieben ist, wird bisher fast ausschließlich mit starken Medikamenten behandelt - zusätzlich gelten für die Ernährung bei Diabetes Typ2 die Ernährungsrichtlinien des Deutschen Diabetes Verbands. Hierbei fällt auf, dass diese empfohlene Ernährungsform eine große Menge an kohlenhydratreicher Nahrung sowie verarbeiteten Pflanzenölen enthält. Gleichzeitig haben Diabetes-Medikamente eine hohe Anzahl an unerwünschten Nebenwirkungen, wie Gelenkschmerzen, Nasen-Rachen Entzündungen, Blasenentzündungen, Kopfschmerzen, Bronchitis... bis hin zu irreparablen Schädigungen der Blutgefäße, um nur einige zu nennen.
Die ketogene Diät ist nun sehr kohlenhydratlimitiert und zuckerarm, somit bleibt der Blutzuckerspiegel konstant niedrig. Bei einer solch drastischen Ernährungsumstellung muss sich nun der Körper daran gewöhnen, seine Energie aus hochwertigen Fetten zu beziehen, was in den meisten Fällen sehr erfolgreich funktioniert.
Schon im Jahre 2005 wurde an der Duke University in North Carolina eine wissenschaftliche Studie mit 28 stark übergewichtigen Diabetes Patienten durchgeführt. Über 16 Wochen nahmen die Probanden eine stark kohlenhydratlimitierte Nahrung zu sich mit weniger als 20 g Kohlenhydrate pro Tag. Gleichzeitig wurden die Diabetes-Medikamente der Patienten unter ärztlicher Aufsicht stark reduziert.

Das Ergebnis:

- 21 der 28 Patienten schlossen die Studie erfolgreich ab
- 10 Patienten konnten ihre Diabetes-Medikamente reduzieren, 7 Patienten benötigten überhaupt keine Medikamente mehr
- Ca. 20 Pfund durchschnittlicher Gewichtsverlust in nur 16 Wochen
- 16% niedrigere HbA1c Werte

- 43% niedrigere Triglycerid Werte

Man kann daraus also objektiv schließen, dass die Keto-Diät die Blutglukosewerte effektiv senken, dennoch sollten Diabetiker diese Form der Ernährung nur in Absprache mit ihrem Arzt oder Diabetologen beginnen und regelmäßig überprüft werden.
Zu diesem Ergebnis kamen später auch noch weiterführende Studien mit 262 Probanden mit Diabetes und Übergewicht an der Indiana University, die auch im *Journal of Medical Internet Publications* veröffentlicht wurde und von Interessierten einmal nachgelesen werden sollte.
Ketogenen Diäten können also hilfreich sein, dass Diabetes-Problem in den Griff zu bekommen. Zahlreiche Diabetologen oder Diätassistenten sind sich darüber einig, bezweifeln aber bislang, dass die Patienten diese Ernährungsform konsequent durchhalten. Das wachsende Interesse an den unterschiedlichen Heil-Diäten aber sollte dabei helfen, anhand von Blogs, Büchern und zahlreichen Rezepten dem Diabetiker diese Form der Ernährung näher zu bringen und ihn bei der Durchführung zu unterstützen.
Auch bei anderen Krankheiten kann eine ketogene Ernährungsform durchaus sinnvoll sein, sollte aber unbedingt mit einem Arzt oder einem Diabetologen im Vorfeld abgeklärt werden. So kann beispielsweise eine ketogene Diät nachweislich Blutzucker, Blutdruck und Körperfett senken und den HDL-Cholesterinspiegel verbessern und eignet sich somit bei **Herzerkrankungen.**
Aber auch auf das Hautbild wirken sich ein niedriger Insulinspiegel bzw. eine zuckerarme Ernährung und der weitgehende Verzicht auf industriell hergestellte Lebensmittel aus, so dass gerade bei einer schweren Form der **Akne** eine Ernährungsumstellung sinnvoll sein kann.

Ketogene Ernährung bei Multipler Sklerose

Multiple Sklerose ist eine chronisch-entzündliche Erkrankung des Nervensystems – das ist bekannt, die Ursache für die Fehlleitung der Immunzellen allerdings konnte bis heute nicht eindeutig geklärt werden. Eine Überstimulation der Zellen durch zu viel Zucker ist offensichtlich eine der Ursachen, doch konnte in ganz aktuellen Studien nachgewiesen werden, dass ein weiter wichtiger Aspekt die Verbindung vom Darm zu unserem Gehirn ist. (die sog. Darm-Hirn Achse) Es besteht also ein klinischer Zusammenhang zwischen einer gestörten Darmflora und der Erkrankung des Gehirns. Bisher ist Multiple Sklerose nicht heilbar, aber dennoch kann sie behandelt und somit verlangsamt werden. Dem Patienten soll seine Lebensqualität so lange wie möglich erhalten bleiben. Eine ketogene Ernährungsform kann dabei unterstützend wirken, wissen wir doch, dass ein großer Vorteil der Keto-Diät eine entzündungshemmende Wirkung ist. Außerdem wird die Immunabwehr maßgeblich positiv beeinflusst. Ernährungsexperten raten bei MS zu einer Ernährung, die in der Hauptsache aus Gemüsen, hochwertigen Fetten und Ölen, Kernen, Nüssen und Samen und immer wieder ungesättigten Omega-3 Säuren besteht. Kohlenhydrate wie Brot, Nudeln, Reis und Kartoffeln sowie Zucker sollten gemieden werden.

So wird der Darm auf Vordermann gebracht, Entzündungen eingedämmt und die Immunabwehr nachhaltig positiv beeinflusst. Die ketogene Ernährung liefert die besten Ansätze dafür. Täglich sollten fettreiche Eiweißlieferanten, wie beispielsweise Fisch, Geflügel, Eier,

aber auch fettreiche Milch – und Milchprodukte, verzehrt werden.
Statt Glukose sollen Ketonkörper den Energiebedarf von Gehirn und Organen decken.
Nachstehend einige Rezepte, die sich insbesondere für die Ernährung bei Multipler Sklerose, aber auch bei anderen Autoimmunkrankheiten als hilfreich – und nahrhaft – erwiesen haben und so ganz nebenbei auch noch richtig gut schmecken:

Kohlrabi- Schnitzel mit Dip (2 Portionen)

Sie benötigen:
1 großer Kohlrabi, 2 Eier, 1 Prise Muskat, 2 EL Vollkornmehl, 80 g Mandelblättchen, 2-3 EL Rapsöl, 300 g Magerquark, 3 EL Milch (1,5% Fett), 1 EL Schnittlauch, Salz, Pfeffer, Paprikapulver, 4 Scheiben Räucherlachs

Zubereitung:
Kohlrabi waschen, schälen, in Scheiben schneiden und in einem Topf mit Wasser etwa 5 Minuten lang dünsten. Die Eier mit Salz, Pfeffer und Muskat verquirlen, die Mandelblättchen und das Mehl zum Panieren auf 2 Teller verteilen.
Während das Öl in der Pfanne erhitzt, die Kohlrabi-Scheiben nun dünn mit Mehl bestäuben, dann durch die Ei-Masse und dann durch die Mandelblättchen ziehen.
Unter mehrmaligem Wenden in der Pfanne goldbraun braten.
Den Quark mit der Milch vermengen, Salz, Pfeffer und Paprika sowie die in Röllchen geschnittenen Schnittlauchstängel unterrühren.
Auf 2 Tellern die Kohlrabi-Schnitzel mit dem Dip und den Räucherlachs-Scheiben anrichten.

Hähnchenbrustfilet mit gebratenem Topinambur (2 Portionen)

Zutaten:
2 Hähnchenbrustfilets a 250 g, 400 g Topinambur, 2 EL Öl, Salz, Pfeffer, Paprika, Schnittlauch

Zubereitung:
Die Topinambur waschen, schälen und in Scheiben hobeln. (Bratkartoffeldicke…) , mit Öl in der Pfanne 2 Minuten scharf anbraten, auf mittlerer Hitze ca. 2-3 Minuten weiter braten und einmal wenden, damit sie von allen Seiten knusprig braun werden.
Die Hähnchenbrustfilets abwaschen und trocken tupfen, in einer Pfanne mit wenig Öl von beiden Seiten goldbraun braten und anschließend mit etwas Salz und Pfeffer würzen.
Topinambur mit Salz, Pfeffer und Paprikapulver würzen, die Schnittlauchröllchen darüber streuen und zu den Hähnchenbrustfilets servieren.

Scharfe Garnelenschwänze an Avocado-Mus (2 Portionen)

Für die scharfen Garnelenschwänze benötigen Sie:
150 g Garnelen (oder Garnelenschwänze), 1 Limette, ½ Chili-Schote, ½ rote Zwiebel, 150 g Salatgurke, 1 EL passierte Tomaten, ½ Avocado, 1 EL Rotweinessig, 2 EL Joghurt (1,5% Fett)

Zubereitung:
Die Garnelen gründlich abwaschen und trocken tupfen, die Limette auspressen und ½ El des Safts mit ½ Liter Salzwasser zum Kochen bringen. Die Garnelen darin einmal kurz aufkochen, dann herausnehmen und sofort unter eiskaltem Wasser abspülen. So behalten sie ihre schöne Farbe – ansonsten würden sie unansehnlich grau…, nun die Garnelen mit dem restlichen Limettensaft vermischen und im Kühlschrank aufbewahren.
In der Zwischenzeit die Zwiebel schälen und fein würfeln, die Chili-Schote längs halbieren, entkernen, waschen und ganz fein hacken, das Fruchtfleisch der geschälten und entkernten Salatgurke in feine Würfel schneiden, alles zusammen mit den passierten Tomaten unter die Garnelen mischen, mit Salz, Pfeffer und Paprika abschmecken und wieder kühl stellen.
Das Fruchtfleisch der Avocado mit Rotwein-Essig, Joghurt, Salz und Pfeffer pürieren. Das Mus in 2 Gläser füllen und die Garnelen obendrauf legen.

Natürlich dürfen es auch gerne mal ein paar süße Gerichte (ohne Zucker) sein. Eine Auswahl an Desserts habe ich nachstehend aufgelistet.

Frische Beeren-Torte …ohne Backen

Für den Boden benötigen Sie
10 Datteln, 180 g Mandeln, 50 g Haselnüsse, 50 g Sonnenblumenkerne, 3 EL Kokosfett, 1 MSP Meersalz

Zubereitung:
Die Datteln werden zunächst entsteint, gewaschen und grob gehackt, bevor sie 30 Minuten in Wasser eingeweicht werden. Mandeln, Haselnüsse und Sonnenblumenkerne mit etwas Öl in der Pfanne langsam anrösten. Danach wird die Nussmischung im Mixer oder mit einem leistungsstarken Pürierstab nicht zu fein zermahlen. Die gehackten Datteln in einem Sieb abtropfen lassen, das Wasser dabei auffangen. Zu der Nuss-Masse geben und zusammen mit dem Kokosöl und dem Meersalz mit dem Mixer zu einem zähen klebrigen Teig verarbeiten. Diesen Teig in eine gefettete Springform drücken (25 cm) und im Kühlschrank kaltstellen.

Für den Belag brauchen Sie:
300 g Brombeeren, 300 g Heidelbeeren (die Beeren können frisch oder TK sein), 4 Stängel Basilikum, 2 EL Ahornsirup, 1 TL Limettensaft, 150 g Kokosmilch, 1 EL Kartoffelmehl, 1 TL Agar-Agar und 150 g frische Beeren zum Garnieren

Zubereitung:
TK Beeren auftauen/ frische Beeren verlesen und abwaschen. Basilikum abspülen, trocken schütteln und ein paar Blättchen für die Deko abzupfen. Die Beeren mit dem restlichen Basilikum pürieren. Die Fruchtmasse durch

ein feines Sieb in einen Topf streichen. Kokosmilch, Ahornsirup und Limettensaft unterrühren. Mit Kartoffelmehl und Agar-Agar abbinden- und dann alles unter ständigem Rühren kurz aufkochen. Umfüllen und abkühlen lassen, wobei es wichtig ist, die Masse immer mal wieder durchzurühren. Sobald die Beerenmischung nur noch lauwarm ist, den Boden aus dem Kühlschrank nehmen und mit der Masse bestreichen. Die Torte muss nun nochmal für mindestens 4 Stunden in den Kühlschrank und wird erst vor dem Servieren mit den restlichen Beeren und den Basilikumblättchen dekoriert.

Keto-Giotto (auch mal schön zum Verschenken)

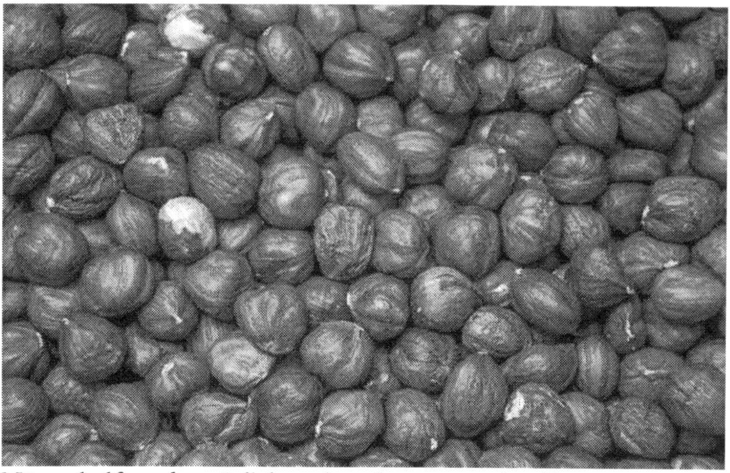

Nüsse helfen, den täglichen Anteil an gesunden Fetten zu erreichen

Zutaten für etwa 5 Stück:
125 g Mascarpone, 2 EL Quark, 3 EL Haselnuss Mus, 1 EL Mandel Mus, 15 ganze Haselnüsse, 250 g gehackte Haselnüsse

Zubereitung:
200 g der gehackten Haselnüsse mit dem Quark, der Mascarpone und dem Haselnuss – und Mandel Mus zu einem cremigen Teig verarbeiten. Ca. 2 Stunden kalt stellen, damit er besser zu verarbeiten ist. Dann mit der Hand kleine Kugeln formen, je eine Haselnuss in jede Kugel drücken und die Kugeln in den restlichen Haselnusskernen wälzen

Tiramisu Keto-Style

Dieses Rezept ist für bis zu 8 Personen gedacht. Dafür benötigen Sie:
1 Päckchen Vanille-Puddingpulver, 250 ml Milch (1,5%), 40 g Xylit (Zuckerersatz), 500 g Magerquark, 100 g Frischkäse (16%), 1 Päckchen Vanillezucker, ½ Fläschchen Backaroma „Rum", 12 Löffelbiskuits ohne Zucker, 150 ml starker, abgekühlter Kaffee, 1 EL Kakaopulver

Zubereitung:
Das Puddingpulver mit 100 ml Milch in einer kleinen Schüssel verrühren. Die übrige Milch mit dem Xylit in einem Topf erwärmen. Das angerührte Puddingpulver unterrühren und untere Rühren zu einem zähflüssigen Pudding garen. Den Topf vom Herd nehmen und die Puddingmasse unter Rühren erkalten lassen.
Magerquark und Frischkäse mit dem Handrührgerät verquirlen und Vanille-Zucker und Rum-Aroma unterrühren. Den abgekühlten Pudding nach und nach unter die Quarkmasse heben.
Die Löffelbiskuits in eine flache Form legen und mit dem Kaffee beträufeln. Die Quarkcreme darauf geben und schön glatt streichen. 4 Stunden im Kühlschrank ziehen lassen und kurz vor dem Servieren mit etwas Kakao bestäuben.

GESUNDER GEIST DANK KETOGENER LEBENSFORM

Interessanterweise stellen aktuelle Studien einen unmittelbaren Zusammenhang zwischen ketogener Ernährung und geistiger Klarheit dar.
Dieser Denkansatz ist nicht ganz neu, so wissen wir doch spätestens seit Gandhi, dass Askese beziehungsweise Fasten mit einem konkreten Zweck verbunden sein kann, zum Beispiel um geistige Klarheit zu gewinnen und wichtige Entscheidungen zu treffen.
Der An- und Abstieg des Blutzuckerspiegels führt dazu, dass man zwischen überlaufendem Gedankenstrom und müder Ziellosigkeit pendelt.
Wie kann man nun mit einer kohlenhydratarmen Ernährung mentale Klarheit erhalten? Ein erster Anhaltspunkt ist die entzündungshemmende Wirkung von ketogener Ernährung für Gehirnleistung. Lokale Entzündungen in bestimmten Gehirnarealen stehen im direkten Zusammenhang mit kognitiven Beeinträchtigungen der Alzheimer Erkrankung und dem Risiko für Autismus- Störungen. In Ketose nehmen sie nun in der Regel mehr von den ungesättigten Omega 3 Fettsäuren zu sich. Diese wirken - wie wir wissen - entzündungshemmend. Neben dem positiven Effekt für die Gehirnleistung können Sie hier einen entscheidenden Beitrag zu ihrer Gesundheit leisten. Nicht nur schwere Erkrankungen stehen mit Entzündungen in Verbindung, sondern auch Stress. Seriöse Forschungen haben gezeigt, dass die Einnahme mittelkettiger Triglyzeride 2 Stunden vor kognitiven Tests die Leistungen darin verbessert.
Und wie wird der oxidative Stress reduziert? Beim

fokussierten Nachdenken und Konzentrieren entstehen bei der Zellatmung In den Mitochondrien als natürliches Nebenprodukt reaktive Sauerstoffspezies bzw. reaktive Sauerstoff Verbindungen. Diese Moleküle besitzen ein ungepaartes Elektron. Sie sind also nach außen hin negativ anstatt neutral. Sie versuchen aggressiv von anderen Molekülen ein weiteres Elektron abzuspalten. Im Körper gibt es jedoch Antioxidantien, die für eine Neutralisierung dieser Moleküle sorgen, ohne dass sie sich selbst zu einem Radikalen entwickeln. Bei einer zu hohen Konzentration von freien Radikalen gerät das Gleichgewicht zwischen oxidativen und antioxidativen Prozessen ins Wanken. Freie Radikale beginnen, Proteine und Zellmembranen zu zerstören. Dies beschleunigt die Alterungsprozesse und erhöht beispielsweise das Risiko für einen Schlaganfall.
Ketone hemmen direkt die Produktion freier Radikale, indem sie die Aktivität des Enzyms Glutathionperoxidase steigern, dass an den oxidativen Prozessen beteiligt ist. Außerdem reduziert eine geringere Verfügbarkeit von Glucose und deren Abbau den oxidativen Stress. Die Glykolyse an sich ist kein schädlicher Prozess, jedoch müssen die Zellen dabei oxidative Prozesse kompensieren.
Sehen wir uns also zusammenfassend die Gründe an, warum eine ketogene Ernährung so gut für die Gehirnleistung ist:

- Körper und Gehirn sind konstant und gleichmäßig mit Energie versorgt.
- Mentale Klarheit: Sie haben bereits nach dem Aufstehen einen klaren Kopf und können direkt in den Tag starten
- Durch ein gleichbleibendes Energieniveau können Sie sich die Fastenzeiten flexibel in ihren Tag integrieren
- Da Ihr Gehirn auch über Nacht optimal mit Energie versorgt wird, sind sie schon am frühen Morgen produktiv

- Sie leben länger und gesünder und mindern das Risiko eines Verfalls Ihrer Nervenzellen (Neurodegeneration)
- Sie bleiben auch im fortgeschrittenen Alter noch kognitiv leistungsfähig
- Durch den Verzicht auf Kohlenhydrate beugen Sie Krebs und Herzerkrankungen vor

Nun weiß man aus jahrelangen Forschungen, dass u.a. eine Insulin-Resistenz im Gehirn verantwortlich für die ***Alzheimer-Krankheit*** ist.
Möglicherweise könnte also eine Ernährung, bei der Keton-Körper als Ersatz-Lieferant für Zucker/Glukose entstehen, Alzheimer stoppen oder zumindest stark verlangsamen. D.h. bereits geschädigte Hirnzellen könnten nicht wiederhergestellt werden, aber der Zellbefall würde gestoppt und geschwächte Zellen könnten wieder gestärkt werden.

So viel also zum wissenschaftlichen Teil des Themas "ketogene Ernährung für mentale Klarheit".

Ich habe mich mit dem Thema noch etwas intensiver befasst und ein paar Leute gefunden, die eine ketogene Ernährungsumstellung seit mindestens 2 Monaten durchgehalten haben.

" *Ich habe weniger genascht, bin viel konzentrierter bei der Arbeit und fühle mich unbesiegbar*" (Melia Robinson)

" *Ich trinke weniger Kaffee, bin dennoch munterer.*" (Carla Menke)

"... *Als hätte ich nahezu unbegrenzte Energie*" (Michael Kauffmann)
" *Morgens wache ich auf und fühle mich stark und zuversichtlich und bereit für alles was der Tag bringt*" (Heidrun Boljesic)

Diese Aussagen spiegeln genau das wider, was in den verschiedenen Studien herausgearbeitet wurde. Nachdem der Beginn einer Keto-Diät vielen Teilnehmern recht schwerfiel, sie müde und abgeschlagen waren und häufig Kopfschmerzen hatten, schlug dieser Zustand nach 10-12 Tagen in eine Art Euphorie um. Sie hatten den Zustand der Ketose erreicht und bemerkten nun, wie sie mental klar wurden, Entscheidungen leichter zu analysieren waren, Gedankengänge klarer ausformuliert wurden und sich eine bestimmte geistige Leichtigkeit einstellte.

VOR- UND NACHTEILE DER KETOGENEN ERNÄHRUNG

Wie immer gilt auch hier - Wo Licht ist, ist auch Schatten! Und so soll auch nicht der Eindruck entstehen, dass die ketogene Ernährungsform die einzig richtige Ernährung für jeden ist.
Fest steht, dass die ketogene Diät – immer vorausgesetzt, sie wird konsequent angewendet – das Körpergewicht reduzieren und das Wohlgefühl langfristig steigern kann. Durch den Verzicht von Kohlenhydraten übernehmen Keton-Körper die Energiegewinnung effektiv, es wird weniger Energie für die Verstoffwechselung benötigt. Und dennoch fühlen wir uns fitter, frischer und wohler. Auch eine erhöhte geistige Klarheit ist bei vielen Befragten und in verschiedenen Studien nachgewiesen worden.

Soviel zu den Vorteilen einer kohlenhydratarmen Ernährung. Im Klartext: Es wird effektiv überschüssiges Fett verbrannt ohne dabei die Muskelmasse nachhaltig zu reduzieren.
Wer aber nun eine solch drastische Ernährungsumstellung beginnt, muss allerdings wissen, dass es, gerade zu Beginn, auch unerwünschte Nebenwirkungen geben kann.

- Kopfschmerzen
- Schwindel
- Verstopfung
- Müdigkeit/Mattigkeit
- Mundgeruch
- Muskelkrämpfe

… und das sind nur die, die jeden Menschen heimsuchen können. Da eine solche kohlenhydratlimitierte Ernährung aber auch die Nieren belastet und ein erhöhtes Risiko für Herz-Kreislauferkrankungen verursachen kann, sollte man eine komplette Ernährungsumstellung in so drastischer Form nicht ohne eine Voruntersuchung/ Gesundheitscheck durch einen Arzt oder sogar durch einen Diätassistenten beginnen. Außerdem wird auf viele vitaminreiche Nahrung verzichtet, weshalb eine Zugabe von Vitaminen in ausreichender Form und Dosierung unbedingt angezeigt ist.

Eine solch fettreiche Ernährung kann natürlich auch zu Ablagerungen an den Gefäßen führen, was das Schlaganfall – oder Herzinfarkt Risiko unter Umständen erhöht. Durch eine Keto-Diät steigt außerdem der Harnsäuregehalt und erhöht so das Risiko, an Gicht zu erkranken. Ein weiterer Grund, sich bei einer langfristigen ketogenen Ernährung regelmäßig untersuchen zu lassen.

Man sollte vor Beginn einer ketogenen Diät auch ausführlich darüber nachdenken, ob man lediglich eine 2-3 monatige Keto-Diät anstrebt oder eine komplette und nachhaltige Ernährungsumstellung. Bedenken Sie, dass durch die enorme Zunahme hochwertiger Fette der JoJo-Effekt später umso ausgeprägter sein kann. Hier wäre auf jeden Fall eine sanfte und langsame Beendigung der ketogenen Ernährung vorteilhaft, auf keinen Fall sollte man von einem Tag auf den anderen damit aufhören.

SCHLUSSWORT

Ziel der Umstellung auf eine ketogene Lebensform ist es, einen metabolischen Zustand zu erreichen, d.h. einen Zustand, in dem sich die Verstoffwechselung des Körpers im gesunden Gleichgewicht befindet. Dafür ist nicht Hungern der richtige Weg, sondern eine extreme Reduzierung von Kohlenhydraten. Führt man dem Körper nun eine große Menge an gesunden und hochwertigen Fetten zu, dazu eine mittlere Menge an Proteinen (Eiweiß) und reduziert Kohlenhydrate und Zucker auf ein absolutes Minimum, so wird er sich seine Energien langfristig aus den Fetten ziehen bzw. aus den daraus gebildeten Keton-Körpern. Ein hoher Keton Spiegel ist ein optimaler Weg für eine bessere Gesundheit, zu höherer Leistungsfähigkeit, zu schnellerem Körperfettabbau und zu geistiger Klarheit bis hin zu therapeutischen Vorteilen bei der Unterstützung und Bekämpfung von Stoffwechsel – und Zivilisationskrankheiten.

Eine Umstellung auf die ketogene Ernährung ist nicht eine der zahlreichen mehr- oder weniger effektiven Diät-Programme, die man mal ausprobiert oder für ein paar Wochen abspult. Schnell und einfach abnehmen – wie es uns die Werbung glauben machen will – mag vielleicht in dem ein- oder anderen Fall funktionieren, das Resultat wird allerdings trügerisch sein, da das Gewicht anschließend nicht gehalten werden kann. Und prinzipiell sollte das auch nicht der Hauptgrund sein, sich für einen ketogenen Lebensstil oder eine Keto-Diät zu entscheiden. Eine ganzheitliche, gesunde Lebensform zu finden und sich körperlich und mental fit und gut zu fühlen – das ist es, was uns langfristig auf eine ketogene Ernährung zurückgreifen lassen sollte.

Eine Umstellung des Stoffwechsels nach jahrzehntelangem Verzehr von viel zu vielen Kohlenhydraten erfordert neben einer gehörigen Portion Disziplin auch ein fundiertes Wissen über unseren Körper und unsere Befindlichkeiten. Wenn die Voraussetzungen stimmen, wird jeder, der die Zusammensetzung der Mahlzeiten beachtet, der sich ausreichend mit Vitaminen und Mineralien versorgt und der sich mit den Auswirkungen der Ketose auf seinen gesamten Organismus auseinandersetzt, belohnt durch eine gesunde Lebensform.

Aller Anfang ist schwer – und so können in den ersten Tagen unangenehme Nebenwirkungen wie

- Mundtrockenheit
- Mattigkeit
- Kopfschmerzen
- Konzentrationsschwäche

auftreten, doch schon nach wenigen Tagen tritt der Zustand der Ketose ein. Sie fühlen sich leicht, frei und hochkonzentriert und haben das Gefühl, Bäume ausreißen zu können. Befindet man sich erst mal eine Weile in Ketose, fängt der Körper an, Energie aus Fetten zu bilden. Und zwar sowohl aus den zugeführten Fetten als auch aus den körpereigenen Fetten. Das ist die Phase, in der Sie auch die ersten Pfunde purzeln sehen = Sie sind nun „keto-adaptiert“. Durchhalten ist nun die Devise! Seien Sie ruhig etwas streng mit sich – Sie werden schnell merken, wie gut Ihrem Körper der weitgehende Verzicht auf Kohlenhydrate langfristig tut! Sollten Sie aber wider Erwarten nicht mit der Ketose oder der ketogenen Ernährung im Allgemeinen klarkommen, machen Sie nun nicht den Fehler und lassen Ihre guten Vorsätze von einem Tag auf den anderen fallen. Auch aus der Ketose wieder heraus zu kommen, sollte langsam und bedächtig angefangen werden

HAFTUNGSAUSSCHLUSS

Die Umsetzung aller enthaltenen Informationen, Anleitungen und Strategien dieses Buchs erfolgt auf eigenes Risiko. Für etwaige Schäden jeglicher Art kann der Autor aus keinem Rechtsgrund eine Haftung übernehmen. Für Schäden materieller oder ideeller Art, die durch die Nutzung oder Nichtnutzung der Informationen bzw. durch die Nutzung fehlerhafter und/oder unvollständiger Informationen verursacht wurden, sind Haftungsansprüche gegen den Autor grundsätzlich ausgeschlossen. Ausgeschlossen sind daher auch jegliche Rechts- und Schadensersatzansprüche. Dieses Werk wurde mit größter Sorgfalt nach bestem Wissen und Gewissen erarbeitet und niedergeschrieben. Für die Aktualität, Vollständigkeit und Qualität der Informationen übernimmt der Autor jedoch keinerlei Gewähr. Auch können Druckfehler und Falschinformationen nicht vollständig ausgeschlossen werden. Für fehlerhafte Angaben vom Autor kann keine juristische Verantwortung sowie Haftung in irgendeiner Form übernommen werden.

URHEBERRECHT

48211662R00054

Printed in Poland
by Amazon Fulfillment
Poland Sp. z o.o., Wrocław